U0958002

医学者，博大精神之学也。若不尽读古今书，则不足以识医学之门径；既得其书之精意，而又不能融会贯通，变而化之，神而明之，则又不足以探医学之奥妙……

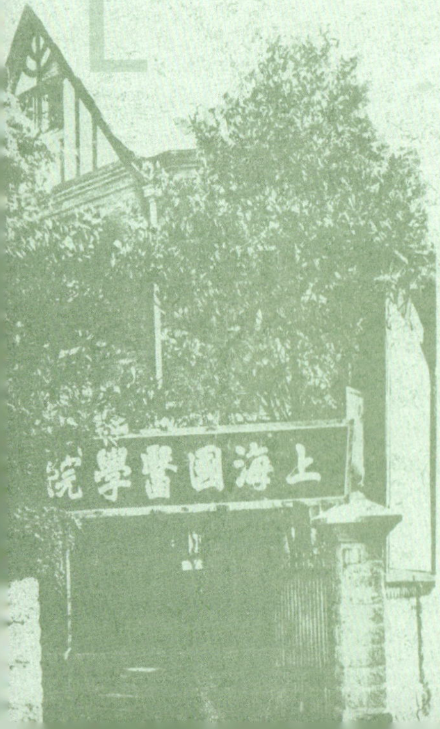

医学者，博大精神之学也。若不尽读古今书，则不足以识医学之门径；既得其书之精意，而又不能融会贯通，变而化之，神而明之，则又不足以探医学之奥妙……

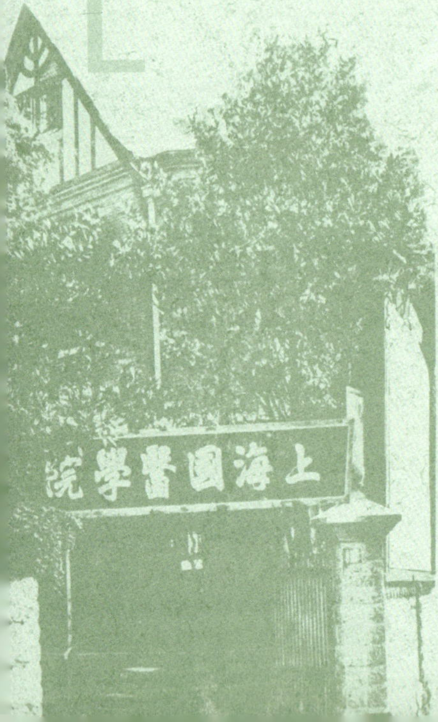

二十世纪初中医名家医学文集丛编

曹炳章医学论文集

王咪咪　编纂

学苑出版社

图书在版编目(CIP)数据

曹炳章医学论文集/王咪咪编纂. —北京：学苑出版社，2011
(二十世纪初中医名家医学文集丛编)
ISBN 978-7-5077-3747-9

Ⅰ.①曹… Ⅱ.①王… Ⅲ.①中医学-文集 Ⅳ.①R2-53

中国版本图书馆 CIP 数据核字(2011)第033324号

责任编辑：陈　辉　付国英
特约编审：高振英
出版发行：学苑出版社
社　　址：北京市丰台区南方庄2号院1号楼
邮政编码：100079
网　　址：www. book001. com
电子信箱：xueyuan@ public. bta. net. cn
销售电话：010-67675512、67678944、67601101(传真)
经　　销：新华书店
印 刷 厂：北京市广内印刷厂
开本尺寸：890×1240　1/32
印　　张：8. 875
字　　数：180千字
印　　数：1—3000册
版　　次：2011年8月第1版
印　　次：2011年8月第1次印刷
定　　价：22. 00元

二十世纪初中医名家医学文集丛编

曹炳章医学论文集

王咪咪 编纂

學苑出版社

图书在版编目(CIP)数据

曹炳章医学论文集/王咪咪编纂.—北京：学苑出版社，2011
(二十世纪初中医名家医学文集丛编)
ISBN 978-7-5077-3747-9

Ⅰ.①曹… Ⅱ.①王… Ⅲ.①中医学-文集 Ⅳ.①R2-53

中国版本图书馆 CIP 数据核字(2011)第 033324 号

责任编辑：陈　辉　付国英
特约编审：高振英
出版发行：学苑出版社
社　　址：北京市丰台区南方庄 2 号院 1 号楼
邮政编码：100079
网　　址：www.book001.com
电子信箱：xueyuan@public.bta.net.cn
销售电话：010-67675512、67678944、67601101(传真)
经　　销：新华书店
印 刷 厂：北京市广内印刷厂
开本尺寸：890×1240　1/32
印　　张：8.875
字　　数：180 千字
印　　数：1—3000 册
版　　次：2011 年 8 月第 1 版
印　　次：2011 年 8 月第 1 次印刷
定　　价：22.00 元

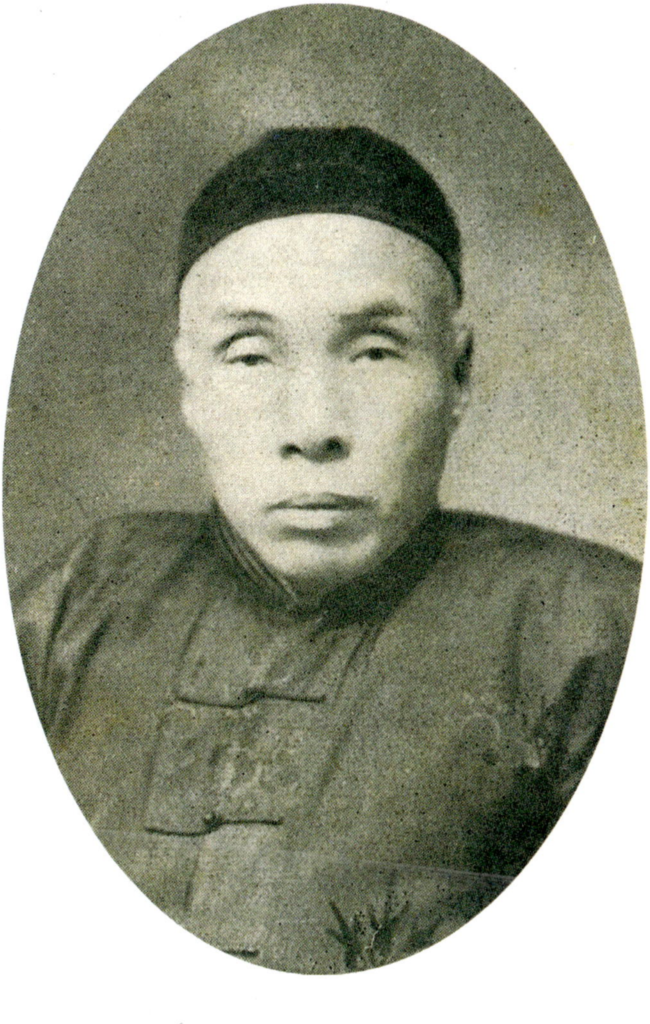

曹炳章

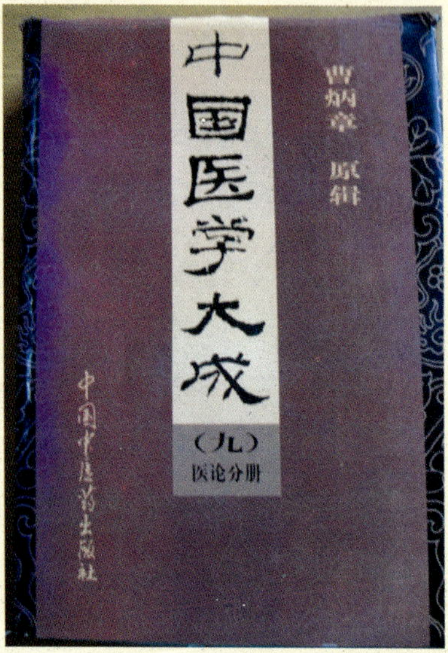
中国医学大成
曹炳章 原辑
（九）
医论分册
中国中医药出版社

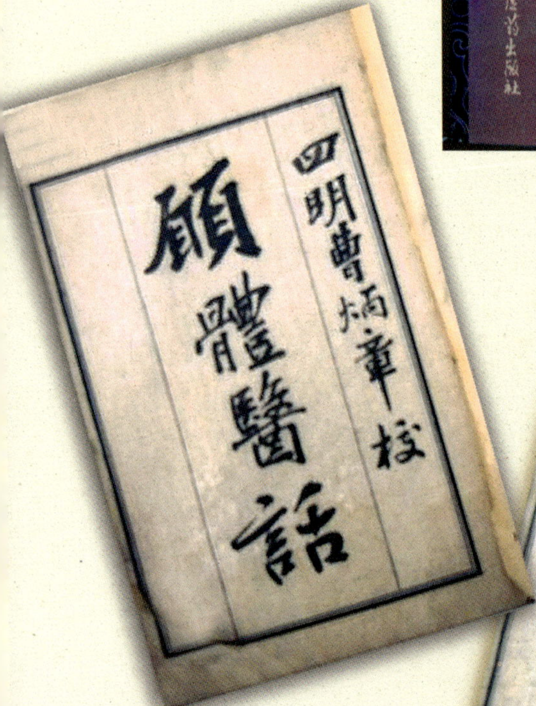
四明曹炳章校
顧體醫話

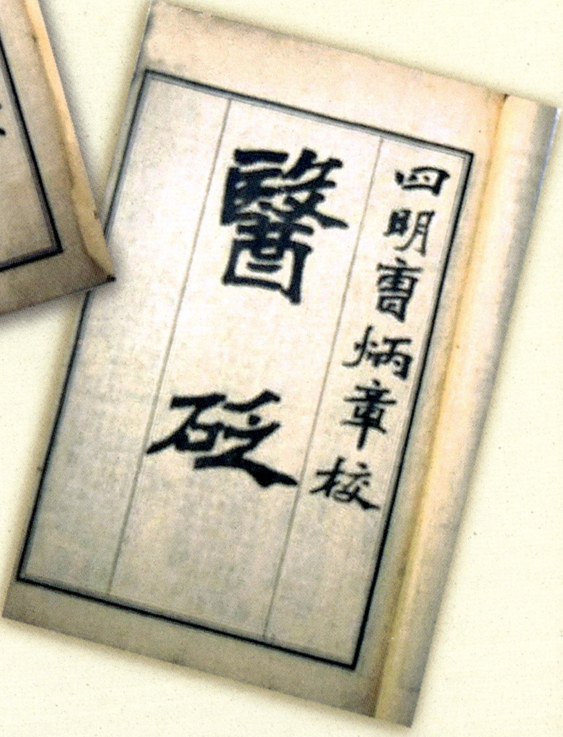
四明曹炳章校
醫砭

《二十世纪初中医名家医学文集丛编》

编辑说明

一、《二十世纪初中医名家医学文集丛编》以清末及民国时期（1900～1949）著名中医家个人论文集为单元分册。书前的前言和序文对本书的编辑及时代背景等方面做了说明；论文集前有专家撰写的医家生平、学术成就及主要医学贡献。因论文收集的年代跨度大，登载期刊多，论文内容所涉及的范围广，故在论文集前撰有导读性的内容提要及目录，以方便读者阅读。《二十世纪初中医名家医学文集丛编》（第一集）每册只载一位医家，故每篇论文之后不署名（个别收入的非本医家所写论文会特别标出）。论文的收集以编者能收集到的1900年至建国前的中医及相关期刊上的医学论文为依据。个别医家因其论文的连载及学术的延续性，可到建国初期（1955年）以前。这部分资料一般来源已比较困难，但又能反映一个历史时期的中医发展及特点，故有极大的文献性、资料性，是系统研究中国医学史、中医文献发展及医家个人学术经验不可缺少的宝贵资料。

二、"论文集"前的目录为该册所收集论文所作，题目后标有论文所在的页码，以备读者查找。书后索引为现能收集到的该册作者在建国前五十年内的论文题录，后有所在期刊和发表时间，（包括作者一稿多投的论文出处），旨在为读者查找原文提供方便。

三、有关对中医经典的研究性论文中，凡“原文”，本次文集均以期刊引录为准，不纠正前辈的引录误差。引录文献出处等小字注一律不在行文中出现（民国期刊中此种现象较少，故统一不出现在行文中。个别有所需求的读者可依据书后索引在原文中查找）。

四、民国间期刊论文 90% 以上以竖排本、繁体字、无标点（有的有句读）形式出现。本书则统一体例为横排、简体，通用标点。具体讲，竖变横后，凡原书中的“右”字通改为“上”，“左”字通改为“下”。一般繁体、异体字通改为通用简体。仍在用的个别今古字、异体字，包括能反映当时文字特点的一些字，视情况有所保留（如：猝—卒；周—週；症—癥；骨格—骨骼；翔实—详实；盅—钟；着—著；养气—氧气等）。其宗旨在让读者能看明白原文的前提下尽可能体现原文特点，不强行统一。由于期刊保护问题，凡个别字迹不清或缺字处，以“□”表示。

五、文中数字的写法宗原文，计量单位一律不改，保持原貌。书中有民国时期的西药所用剂量而现在完全不用，其药名有的也甚古怪，并难以找到出处，（如沃度仿漠、马尔匹拿囊；剂量上的醋酸铅一瓦等）均一律照原文，不做任何解释及出处。

六、本论文集所收论文有的已距今百年，大部分也七八十年了，故词句用法、语言断句有的与今日之文章有很大差异。而本论文集非注释本，只为展现原貌。愿读者谅解，一律不加文字说明。

七、论文行文中有引录文的，与原文基本一致的加引号，否则只以冒号标之。行文中的完整方剂，方剂名、中药名同正文，剂量、炮炙方法等用小半号字标之，而行文中的药剂量及炮炙法字号不变。个别论文在引录文中用大小字处理的，此论文集中亦用小半号字处理。

八、在数千篇的论文中，有少数文章有八卦、阴阳五行等图符、表格等，考虑全书统一，书中未加保留。个别有兴趣的读者可在书后索引找原文查看。见谅。

九、民国时期期刊管理较为混乱，故一稿数投，改变题目再投，几年后改变期刊、改变名称再投，或略改动论文再投的现像很常见，我们虽做了大量斟别，这种情况难免还会出现，但不会影响展现这些医家的学术思想及反映当时的医学氛围。

王咪咪

2009年10月

《二十世纪初中医名家医学文集丛编》

序

20世纪前50年，中国社会剧烈变革，革命者在民主科学的旗帜下，反对旧道德，提倡新道德；反对旧文化，提倡新文化，形成了浩浩荡荡的反帝、反封建、反官僚大军，对旧民主主义革命、新民主主义革命取得成功曾发挥了重大的作用。但令人遗憾的是，出现了盲目搬套西方的现象，特别是以日本明治维新“废止汉方医学”的政策为师，视中华民族传统医学为旧医、旧文化，这种思潮和行动使中医学蒙受了残酷的打击，多次出现废止、取缔中医的方针政策。在当时，卫生教育官员要废止中医，在学术界，胡适反中医，鲁迅也反中医，在如此巨大的压力下，中医界有识之士，为了求真理，求生存，求进步，求发展，与之进行了生死存亡的抗争。反对废止，与废止派进行了长时期针锋相对的批判与反批判论战，从而诞生了一批维护中医继续发展的中坚力量。

王咪咪教授为了探索这段历史，以十数年的时间阅读了大量昔日的期刊文献，获得了许许多多启迪与感叹，下决心对参与这场斗争的代表人物进行一次有计划、有系统的疏理，并作了初步的分析研究，选其较有影响的一批近现代医家，除撰有传记性评述外，还力求附录其主要学术论文，再附索引，以备研究者探索参考，此工程名为《二十世纪初中医名家医学文集丛编》。

历史是一面镜子，学习历史，借鉴历史，可以使人聪明，有才智。学习医学历史，借鉴医学历史，特别是学习、借鉴中国近代医学发展的历史经验与教训，对当今与未来医学发展的方针与方向，都有着重要的参考价值。因此该书的撰写与出版，并非单纯的医史研究，也非单纯的文献整理，而是有着很现实的宝贵价值，为我们提供前人的智慧与可供借鉴的思想。

该书完成之际，作者希望我能为之作序。说实话，我虽从事医史文献研究、教学50多年，也阅读过许许多多的论著与论文，但如此巨大深刻的功夫使我感动，也很钦佩。医史文献研究必须有这种苦功夫，当今颇多适应某些急需而打短平快的写论著、作论文之风，实在应当少而再少为好。我为作者们的成功，发自内心的祝贺，特草此以为序，愿与作者共勉。

李经纬

2009年5月于中国中医研究院

《二十世纪初中医名家医学文集丛编》

前　言

在中医发展史上，二十世纪前半叶是一个特殊而又十分重要的时期。在这期间中医承受着前所未有的巨大冲击，既有外来医学的强大影响，也有来自政治上的压力。中医队伍的抗争和自强取得了有目共睹的成就，涌现出了一大批有影响的医家，其中许多医家在 1949 年后还曾做了大量工作，可以讲是二十世纪五六十年代中医界的栋梁，这些医家对本时期及其后中医的发展、中西医结合理论的建设、中医教育体系的建立都发挥了中流砥柱的作用。这些医家在二十世纪前半叶各类中医及相关期刊上发表了许多对中医发展、中医学术研究具有独特见地的学术论文及临床诊疗医案，时至今日，对临床及各类医学问题的研究都有着重要参考和启迪作用。但是，这些论文由于时间远久及期刊保存的艰难，人们一般很难看到了。多年来我们通过各种途径收集到了大量该时期中医名家的医学论文，欲将他们经典的临床医案和医论汇集整理出版，以为读者提供一份难得的了解、研究、继承中医的宝贵资料，这就是《二十世纪上半叶中医名家医学文集丛编》编辑出版的目的。

这套医学论文集的特点是：真实地记录了二十世纪前半叶这一特殊年代中，一位位中医学家为了一个目标、一种事业所做的方方面面的努力。

二十世纪前半叶对中医来讲是很敏感的时期，从清末始，中医逐渐失去了延续数千年的主流医学地位，在许多最基本，也是最核心的问题上受到西医的冲击，加之政府的不支持，处境极为艰难。此时的中医大家，不仅要更满腔热忱地在临床上开辟一片新天地，而且要更加积极地创办各种报刊、团体，在社会上宣传自己的观点、想法，为中华民族的医疗卫生保健事业的发展与中医在社会上的一席之地奔走呐喊，在这些呐喊声中有几个论题是具有时代特点的，如：中医向何处去、中医如何改革、中西医能否汇通、如何汇通、中医教育应如何走等。

这不只是一个事件，一种学术思想，一次疾病诊疗技术的展示，它还包括了当时各种中医内容讨论的关注焦点，及这些医家在长期临床实践中积累的医案汇编、医话、医论等丰富资料，这些资料是当时中医学术发展的实录，它从一个侧面反映了一定历史时期的关注焦点；同时展现了这些医家为中医的生存和发展所做的不懈努力，也体现出这些医家积极进取不畏强权的人格魅力。

《二十世纪初中医名家医学文集丛编》所收入的资料是一批真正的历史见证，见证了最特殊的二十世纪前50年中，中医的有识之士在那个时期为维护自己的正当权利所做的种种努力，展现了在当时的条件下，为解除人们的疾病痛苦积极参与社会上的卫生保健事业，如何在养生健体诸方面发挥自己的一技之长。

《二十世纪初中医名家医学文集丛编》所收入的资料是一批还在流动的精神财富，虽然时间已经流逝了，但许多讨论课题百年来一直在延续，先哲们早期的许多观点，至今仍有重要的学术和现实意义。

由于二十世纪前半叶的期刊寻找和阅读的困难，所以论文的收集肯定不全，尽管不全，那也是一段历史。正因为如此，这次历经十数年之久搜集的大批论文必将成为宝贵的文献资料。

《二十世纪初中医名家医学文集丛编》的每一分册医家论文前均撰有医家生平，文章客观、公正、全面地记录了一代名医的生平事迹和学术思想。

愿这本论文集能为大家提供一段特殊历史时期的真实记录，以此了解中医发展的历史，及在这段历史中曾经叱咤风云的中医人物。

此文集在整个资料收集、编写过程中，得到了医史文献界前辈李经纬、余瀛鳌等的支持和鼓励，也得到了众多图书馆及对此感兴趣的诸同道们的大力支持，在此一并表示感谢，也期盼着各位同道能对文中各位医家提供更多的在民国间所发表的各类论文，以便有更多更翔实的资料来展示中医在这一历史时期所走的每一步路，发生的每一件事。

王咪咪

2009 年 5 月

目　录

内容提要

曹炳章先生是20世纪初有影响的一位中医文献学家、中医事业的活动家，他的一生都在为中医事业的继承、发展努力工作。他的临床诊疗在家乡虽很有影响，但其一生主要从事的工作是期刊编辑和对中医古医籍的整理，留下的短篇医学论文并不很多，这里我们也只收集到了新中国建国前发表在各期刊上的50篇医学论文，有些还是他长篇著作最初发表在期刊上的片段。但这些论文从各个方面反映了曹先生的研究领域、医学思想及其继承、发扬中医的雄心壮志。

曹炳章先生并非中医世家，但从步入中医那天起，就对浩如烟海的中医古籍产生了浓厚的兴趣，且从中看到了精华与历史遗留下的弊病，他将继承与发扬中华民族的医药事业视为己任，认真考察现有的宝藏，如本论文集收入的《中华药学源流考》、《中华本草历代变迁史》、《中国历代伤寒书沿革历史》、《历代伤寒书目考》等文章，反映了曹炳章先生为整理中医古籍，做着最切实的摸底准备。曹先生也曾写了一些临床医学论文，主要涉及时疫病症，如《霍乱寒热辨证》、《瘟痧证治要略》、《伏暑下痢危证治验案》、《时疫应用丸散之寒热鉴别法》等，另一类与临床相关的文章就是对中药的研究。作者在其文章中曾明确表示：医犹战士，药犹枪械。这一观点足以说明其对中药研究的重视，而在论述燕窝、人参、木耳、天竺黄、䗪虫等一系列药物时，所体现的最大特点就是时代特色鲜明。文中有传统中药的药性理论、炮炙方法，强调采摘时间、地点，常用组方、药物功效等；也有西医药物学中的药物所含有机物、蛋白质含量，药物的科属、维生素、微量元素等也开始记录在内。尤其是曹先生的文章旁引文献非常丰富，对一味中药的研究，可能会参考几十种相关书籍，尤其是重视对医学以外的相关书及地方志的收集和利用。除临床治疗、药物运用，曹先生也相当关注对时疫病的看护和预防，且在这类文章中夹进了许多西医的知识。曹氏深知“人民乏普通医学之常识，公家少公众卫生之设备”，其中提到的许多消毒方法、对传染病人的护理常识等，即使在今天也是对防病、疗病非常重要的。

本文集还选刊了曹炳章先生为各种中医书所写的序文，和一些杂文，正是这些文章，从不同角度表现出作者对中医的深刻理解和立志继承、发展、改革中医的决心。如作者在《绍兴医药报周年纪念辞》中讲，“以其医学之发达，即是国民强盛之进步。”对医学之发达寄予厚望，如何使医学发达呢？在另一篇序中作者分析到：“近年后起之西医，借政治手腕，百般摧残我国医为旧医，并自鉴为新医，不知新者，必由旧而产生，旧者，新之母也。……虽然旧固可贵也，然旧而不加变更，固步自封，世界将长此终古，永无进步之一日，岂有可贵之足言乎！”能够看出作者对中医改革的坚定与迫切心情，而这些警言就是在今天，也足够引起人们的重视。“论文集”的最后一篇文章是作者自传，详细记述了作者自投身中医事业后，历年重要事件的发生及所从事的工作。文后还附有曹先生自著已发表或未发表的医书，及所整理的中医古籍的书目，详细地记录了曹先生一生为中医事业奋斗的足迹。此论文集虽然文章不够多，但其内容还是足以反映了作者一生奋斗的主线，沿着此线索，我们可以看到曹先生编纂出版的、并正在发挥作用的《中国医学大成》为中医发展所做的贡献，仅就于此也不由得会使我们对这位百年前的先驱肃然起敬。

医家生平

为继承发展中医事业奋斗一生的曹炳章

曹炳章（1877～1956），字赤电，浙江鄞县曹妙乡人。父曹显卿经商。曹炳章本亦幼承庭训，学习经商，但在很小的时候，就对中医感兴趣，后在料理自己的经商业务之余，则诵读医经，孜孜不倦，并拜师于绍兴方晓安名下。其师见其勤奋好学，便赠他《内经》、《金匮》及历代医书。在先后十余年期间，曹炳章曾在药店任经理，多方接触并熟悉中医。曹先生在经济力量稍强些时，就广泛收集中医药孤本秘笈，揣摩研读，其在中医药方面的成绩逐渐被社会所知晓。1903年浙江名医何廉臣创立了《绍兴医药月报》，并邀请曹炳章为编辑。由此曹炳章又得到一位良师益友，在专业上更可以向何老请教，同时曹炳章先生还不断研究叶天士、王士雄、吴又可等中医名家的医学思想和治疗经验，并先后应诊于同善、同义药局，所治病人多应手奏效，危险大症也可药到病除，一时间名声大振，病家纷至沓来。曹先生勤奋好学，不仅对中医的一方一药肯于下功夫，而且在当时一片混沌之中，对中医的发展有着自己清醒的认识。

曹炳章先生所处的时代，正值中医发展一个特别时期，即西医东渐，中医又受到来自外界的强烈的排挤和非议的发展极其困难的时期，在那样一个大环境下，曹炳章先生却是为中医的生存与发展积极发展奔走的一位代表人物。他的一些议论颇发人深省，他把社会、政治、气候、人与疾病等放在一个大平台上，认为这些元素互相影响，是密不可分的整体。从某种角度看，有一种中国固有的哲学理论隐含其中，值得探讨。曹先生在《中国医学丛书总序》中引用徐大椿的话说："天地之气运，数百年一更易；而国家之气运，与人身之疾病皆应之。"并进一步认为"如宋之末叶，中原失陷，主弱医弛，而人病亦多阳虚气陷。元初张洁古、李东垣辈立方皆以补中宫、健脾胃，用刚燥扶阴之药为主。至于明季，主暗医弱，膏泽不下于民，病亦多阴虚火炎之证，故丹溪以下至明诸医，皆以补阴益下为主。至崇祯壬午，因兵灾饥荒后，不正之厉气发为瘟疫，男女老幼传染相似，吴氏又可阐发病理疗法，著为《瘟疫论》；至清雍乾间，为清之隆盛时代，冠饰珠缨，口燔烟草，此阴盛于上之明证，其时病多温热阴盛之候，故叶天士著《温热论》；至道光朝，因烟祸辱国损权，民之气郁不舒，病多血郁成瘀，故王清任发明治疗鼠疫、白喉、喉痧等书；皆具独特识见，足前贤所未备。甚至方土之气候有不同，如东南诸省四面环海，地卑气温，湿受热蒸，温热病多，故叶香岩之著《临证指南》，陈平伯之著《温热条辨》，皆发明江浙之湿温也。北方地高崇山，气候寒燥多风，如仲景、东垣之法亦为正本清源之治。沿至民国，万国互市通商，汽轮、火车、汽车全国贯通，各地方土之病，流传更速，居住、饮食亦多前所未见，而今则多能食之，故人之疾病因此亦多有前所未曾见，而今多普遍。故我国医处此境地，宗一家一派之法，岂能尽治万变之病乎！且更有西医之排挤，若非博览群书，温故如新，何能长治久安图存乎？"

随着时间的推移，曹炳章先生更逐步认识到医药卫生在一个国家发展盛衰的过程中的作用。曹炳章先生在《绍兴医药报继续出版周年纪念辞》中有这样一段话，也很引人深思，“德国维新，首重医学；英初变政，先讲卫生；以其医学之发达即是国民强盛之进步……即如东京一区，医学报章，多至数十种，新理新法，朝登报章，暮行闾阎。又且多详医药新书，藉资研究，然研究愈深，发明愈广，进一解，更有一解以随其后；成一书，更有一书以继其纵，日新月异。……”不难看出，即在清末民初之际，曹先生已站在一仰视的高度俯瞰中医的发展。再看其在期刊领域中的作为，就不难理解其为中医事业的振兴而奋发工作的动力了。曹先生坚信：医学者，博大精深之学也。若不尽读古今书，则不足以识医学之门径；既得其书之精意，而又不能融会贯通，变而化之，神而明之，则又不足以探医学之奥妙……这也正是曹炳章先生对中医文献的整理的执著、认真的原因。在另外一篇序文中，曹炳章先生曾语重心长地指出：近年后起之西医，借政治手腕，百般摧残我国医为旧医，并自誉为新医。不知新者，必由旧而产生，旧者新之母也。并预言到：旧有之学说，若能加以推阐发挥而光大之，则新学说成焉。……世界学术，何一非新旧递演之结果，孕育而来之哉。虽然旧固可贵也，然旧而不加变更，则旧之精神无从发挥……否则墨守旧法，固步自封，世界将长此终古，永无进步之一日，岂有可贵之足言乎。观近年西医长足进步，已成喧宾夺主之势，若不急起竭追，必无图存之余地。苟欲图存，必须设法将旧学术存优汰劣而改良之。先总理有言：我们固有的东西如果是好的，当然要保存，不好的才可以放弃。任何一种行动都有思想认识所支配，面对澎湃而来中医存亡的大事面前，曹先生以清醒的头脑，既不盲从于西医一切都好，也不是沉浸在中医前途的悲观之中，而是明确事物的本来发展，一步一个脚印地为继承、发展中医努力工作，并在分析中医所处的艰难境地后指出：请更将国医落后的原因，申辩而改进之，如：①学术无统一……每全学理本身，无明白标准和定律……②偏重于玄理……③对各种单方和复方，多无从标准……。这些清醒而准确的判断，为日后曹炳章先生不顾一切地设想和整理中医古籍奠定了重要的思想基础。

1913年曹炳章先生顺应潮流，集组“和剂药局”，提倡依法改良，创办了《药学卫生报》，考证传讹药品，改定不良炮制，订正丸散方书，发明新药效用……刊诸药报，做非卖品分送，以身作则，希冀实行改正，为中药效能立标准。

1914年，曹炳章先生寓庐火灾，著述藏书尽付烬。

1916年，裘吉生创办《绍兴医药学报》，曹炳章先生任编辑。

1919年，绍兴时疫盛行，官立防疫医院，曹炳章先生亦参加救治。

在曹炳章先生的倡议下，创办了《医药卫生报》。1920年，在废止中医的斗争中，曹炳章先生被公推为绍兴医药学会会长，与裘吉生等代表中医界赴南京请愿。并且组织成立中医国医馆，任南京中央国医馆名誉理事。

曹炳章先生在1936年前，除不断参与中医临床工作外，就一直在参与或组织各种中医期刊的编辑发行。曹炳章先生对这一阵地有着清醒的认识，在一篇征集稿件的文章中，曹炳章先生有这样一段话：凡我医药同人共处研究预备之时代，学报亦为灌输新智之资料。发表论文，原为学术发言权之基础；阐明学说，以为研究参考之资料；创设问难，以为切磋琢磨之商兑；选录医案，以为神明变化之标准；罗列杂著，以为多得新智之贯输；选刊古籍，以为承先启后之根柢；采收新闻，以为疏通声气，比较学术之盛衰；立研究之机关，开学术之统系。上参之妙，进而世界争学术之地位；下开混朦，近而为国民减死亡之准的。惟望海内名贤，共策进行，及有鸿篇巨著，发明新理新法，源源惠寄本社。这些深刻的认识一则反映曹炳章先生的思想境界，另则体现其为汇集天下图振兴中医者而奋笔疾书，阐发个人的智慧与心得！

1928 年，一些西医等又有提议禁固中医药之提案，当时由上海中医协会发起予以反击，绍兴则由以何廉臣为代表的神州医药协会支会加入响应，于 1929 年组织了全国医药团体总联合会，绍兴支会推举了曹炳章先生为出席总会的代表，参与赴首都请愿等工作，并参与筹设国医馆，于民国 20 年 3 月 18 日，国医馆正式成立，曹炳章为名誉理事。

1933 年，浙江省国医分馆成立，委任曹炳章为董事，绍兴中医公会主席。1936 年，曹炳章先生由大会告辞退出，以后专心著述。

以上只是对曹炳章先生大事年表式的介绍，曹先生一生对中医的最大贡献当属晚年所编纂的巨著《中国医学大成》，这一著述对中医承上启下的继承和发展在历史上发挥了重要作用。曹炳章先生一生恰逢中医大变革时代，历经了中医发展中的最低谷，曹先生用自己踏实、一步一个脚印的工作为后人留下了不可泯灭的记忆。本医论集给了我们提供了一个了解历史的机会。

1. 曹炳章先生对中药史类的研究与贡献

曹先生曾撰著《中华药学源流考》、《中华历代本草变迁史》。曹先生一直认为，要发展中医，要先了解中医。中医与中药是中医学发展中密不可分的两部分。文章始自《神农本草经》，一直介绍到民国初期的《西药大成》、《万国药方》、《药物学纲要》、《药物学大成》、《西药实验谈》等，具有明显时代特征的西药书籍。在中医本草书中，既有人们熟悉的综合本草、食物本草，亦有单味药本草。作者对这些本草除介绍撰著年代和作者外，也有不同程度的评语以示后人。如对《本草纲目》评曰："……新旧列药一千八百九十二种，广收博采，集其大成，于是本草之书大备。虽间有疏陋错误，致遭后贤之改正，然终不愧以前明之药学大家也。"对张隐庵的《本草崇原》也赞赏有加，认为其先论药之形名来历，继释药之禀气性用，释理详明，可谓承启后学。直至光绪间唐容川的《本草问答》，评曰："其搜采之药，多能发明格致之理，亦可谓药学家之别开生面也。"随着西医东渐，曹炳章先生对本草书也有了新的认识，如对日本人丹波元坚所撰的《药治通义》就给予了很高评价，他认为此书皆详于治疗上的作用，形状次之，其书列图皆确凿，辨性精且详，处处皆能详人所略，发明人所未见，实补中华本草不足处甚多。在大量接触到西医书后，曹炳章先生的认识有了很大变化，曾在论及中药改革的一些文章中这样写到：

"试观我华药自明之李时珍、清之赵恕轩，能独出心裁，发明新药，厥后能继二公者，阒焉无闻。我国药学知识之退化，已见一斑，较之欧美各国，由哲学而进科学，由科学而为实验，至今已至实验时期，其新药等之新论说、新发明、层层迭出，日增月盛，药学之进步，若骐骥千里之速者，相形见绌，安能讳莫如深？岂再以向来老式自尊自大之陈腐之空谈，可以抵制西药耶……”

曹炳章先生之对药学史之重视与研究，并非停留于纸稿间，而是从中医发展的角度审度着大局。在1913年一篇关于中药改良的文章中就指出：

“近闻我国政府复有取缔中医中药之议，我药界前途，将更陷于危险之地步矣！……在此千钧一发之际……设法改良，保国粹，以挽利权……必医药界各负责任……若不改革习惯，何能图存？改革之法，必先规定药品及研究调制法，再编药学教课书……并详细列述编辑体例。满怀希望地喊出：然后一病有一病之药，一药有一药之能，苟能如是研究推广，十年、二十年间，不但我同胞无不信用，其必有足供西人之采取，而为输出之大宗者，如是则四千六百余年中医药之国粹可保……堂堂民国，不乏热心志士。一片赤子之心可见矣。”

2. 曹炳章先生对时疫病证的研究

曹先生从出道即为人诊病，且有很好的疗效，因而曹炳章先生在众多整理中医文献的文章中，亦有部分的临床文章发表，谈及自己对治疗传染病及各种急症的感受、方法、体会及用方选药的心得。由于时代的原因，曹炳章先生更关注传染病的暴发流行给老百姓带来的危害，写了不少在临床上预防、治疗、护理上等具有中医特色的、结合时代现实的文章。如在《霍乱寒热辨证》一文中，曹炳章先生详细叙述了对霍乱一症的病状鉴别，指出了其病的发病季节，从舌苔、唇口、眼目、肢体、手指、胸腔、声音、自汗、呕吐、腹痛、下利、小便、转筋、辨脉诸方面予以鉴别诊断及其急救方法：治疗寒证当以温经回阳，治热证当以苦降坚阴。且告之若霍乱初起，心中不畅，欲吐不吐，欲泻不泻，必须引吐引泻，使热毒一出，中脘即松，中脘松则四肢必温。曹炳章先生撰《时疫应用丸散之寒热鉴别法》一文，就是要告诫世人，即使对突然而至的传染病，亦应谨慎用药，斯为有功而无弊。苟如酷暑烈日之中，中途卒倒，如行军散、紫雪丹，亦当选用。若确是中霍乱，应温则温，应热则热，在平时可准备的药物中，分普通平性药、特别凉性药或特别热性药……；在临床诊病中，曹炳章先生十分重视医案的积累，曹炳章先生在相关文章中指出：医之治病，虽有成法规矩，成法之中，尤寓变化之巧，规矩之法有尽，而用法变化无穷也，故医案实有变通用法之巧。倘执巧以为巧，不知变通，则弄巧反成拙矣。医岂易言哉，医岂易为哉！曹炳章先生以自己的学习心得与读者分享：前贤并非翻新立异，实为补偏救弊之设施，即如发热一症，仲景有桂枝、麻黄等汤以治外感之发热，丹溪以苦寒治阴虚之发热，东垣以甘温治阳虚之发热，各出手眼，皆补前人之未备。但必须察其脉之虚实，病之久暂，症之属寒属热，在脏在腑，然后应凉则凉，当温则温，治各奏效。曹炳章先生这些文章通俗易懂，言之有物。

曹炳章先生对已发重症如此，对未发的急性传染病则极力提倡未病预防，他提出医生预防、平时预防和临症预防，这个概念则是中医过去所未提过的。如对白喉与喉痧，提倡在不同阶段的积极预防，曹炳章先生还把对传染病科学的预防方法不失时机地用到中医的预防体系中，即在预防传染病时除提倡对衣物、被褥、居室消毒并隔离法外，也包括适时地采用中医烧烟熏法，极大地丰富和充实了中医对急性传染病的治疗、预防体系，并从预防、治疗、养病、痊愈不同时期和侧面加以完善。曹炳章先生在《论时疫看护法》中说道：一病之安危，往往责之于医家医生之良否；亦专系乎一剂之煎药，其药宜多煎？宜少煎？宜先煎？宜后入？非所知也。此外饮食不知节，冷暖不适宜，便溺不知察，更无论矣。似此医家之功一二，而病家之过七八……余故曰：临病之看护，实为病家必要之知识。故凡良医之愈病，必先开导病家，使侍疾之人看护得法，有助医之力，无掣医之肘。曹炳章先生又撰写《论时疫预防法》一文，依然是从最普通的预防疾病方面介绍防病知识。曹炳章先生深知“人民乏普通医学之常识，公家少公众卫生之设备”，故谆谆告诉老百姓，个人宜于实行简单预防法，体现在起居、饮食、身体三项；论及生活各方面应予注意者，并介绍一些小方法，如见有疫病者，可先以川椒末涂鼻孔内，或雄黄末亦可，或以阿魏嗅鼻，以辟病秽气，则不致传染；竭力号召“愿吾国人士，废俗说，破习惯，毅然决裂一切施诸实行”。可以看到，曹炳章先生对时疫之关注完全是从预防等最基础处做起，脚踏实地地为老百姓的防疫治病在进行知识普及工作。在民国初期，一切卫生条件十分匮乏之时，其心可鉴，其诚可敬，读其文则为之感动。

3. 曹炳章先生对中药的研究

在曹炳章先生对中医研究的各项成果中，对中药的研究成果则较为卓著。曹炳章先生所以选中中药作为自己的研究对象，是与其继承发展中医之强烈的信念分不开的。曹炳章先生认为，医犹战士，药犹枪械，医不知药，犹战士不知枪械，为了要发展中医，就必须全身心地投入到对药物的研究上，在曹炳章先生的研究领域中，药物是一重要的研究课题，其研究特点，一是具有时代特色，文中常会夹有西医药学知识，以及 植物学、动物学等方面的科学知识。二是最大限度地收集相关资料，其来源非常丰富，从而对药物功能、分类、副作用等方方面面的研究更加全面和趋于实用。以曹炳章先生所写的“蛤士蟆”为例：先引《北游笔记》中述其产地、形状；从《清稗类钞》上引其功能，而由于地域、季节不同，其叙述上也有很大区别。在《曼陀罗闲话》中，所述奉省山中产蛤士蟆，似是蟆而小，色绿，作金光，腹淡红，以生汰子河畔者为佳。取腹内脂肪为菜品，其味清鲜而不腻，其质精白而无滓，洵佳肴也。而在《和鸟林旧闻录》云：产吉林东南，长白山溪谷中，遍身光滑，惟两肋各具肥腴、莹白，脂肪质一二枚，烹食味鲜美。从鉴别、用药上均与其他研究中药的书有所区别。曹炳章先生所写《真珠谱》中叙述了珠品140余种，而在写《鼠谱》时收集了鼠族221种，在《广竹谱》中则收集竹品496种，从这些数字中我们不难看出曹炳章先生对药物的研究，重视全面、细致、广泛的收集与筛选，为中医的药物研究开辟了更广泛的途径。

再看《燕窝》一文，这篇论文中收集了《泉南杂志》、《岭南杂记》、《湖海楼奇》、《崖州志》、《闽小记》、《庶物异名疏》、《华夷鸟兽续考》、《海岛逸志》、《清科类钞》、《粤录》等图书的相关记载，包括名称、科属、产地、形态、种别、成因、培养、采制、成分、效用、配互、发明等有关的方方面面，且细致地描述了寻找、摘取及人工制造燕窝的过程和方法，并用科学的方法分析燕窝的各种有效成分，从而得出燕窝的功能、效用：味甘平无毒，大养肺阴，化痰止嗽，补而能清，为调理虚损痨瘵之圣药，并集中了各中医书中对燕窝效用的记述。如《茶余客话》记，能止小便数；《物理小识》记能壮阳气，和中开胃，添精补髓，润肺止久疟；《岭南杂记》记燕窝入鸭梨，加冰糖蒸食，治膈上热痰；秋白梨一个去心，入燕窝一钱，先用滚水泡，现入冰糖一钱蒸熟，每日早晨服下勿间断，治老年痰喘神效。《文堂集验方》记，用白燕窝二钱，人参四分，水十分，隔汤顿熟，徐徐食之，治噤口痢立效。《救生苦海》有燕窝二钱，冰糖钱半，顿食数次，治老年疟疾及久疟，小儿虚疟、胎热等等。曹炳章先生对中药个药的研究，打破了过去中药研究的模式，吸纳了各方面的资料，更科学、更全面，又不失对中医各书中的有关燕窝的性能、作用、好方剂的汇总。曹炳章先生还写了鹿茸、犀角、羚羊角、麝香、沉香、白木耳、人参、肉桂等数十种中药的论文，足以看到曹炳章先生在这方面所做的大量工作，充分体现了他在中药研究上对传统中医药的继承和发展。

4. 曹炳章先生对中医文献的研究及做出的巨大贡献

曹炳章先生一生对中医文献的研究、对继承发展中医所做的巨大贡献，简要地说还包括两方面，首先是对历代有关《伤寒论》著作的疏理与评价，其次是·《中国医学大成》的编纂出版。

张仲景被尊为中医的医圣，而《伤寒论》即被认为是中医内科之祖，自汉代以后，对《伤寒论》注释、疏解、译注、发挥、演绎的著作数不胜数，曹先生在1936年写就的《中国历代伤寒书沿革的研究》一文，对以后几十年的《伤寒论》研究都有着巨大的影响。曹先生将历代医家对《伤寒论》的重新编次、注解、论说、发微、图翼、类辨、注释等的著作进行整理，不但予以作者、成书年代、内容等的记述，而且逐书予以评论，为后人研究、发挥、利用《伤寒论》做出了最重要的贡献。如对刘完素的《伤寒直格》，曹炳章先生评曰：以干支分配脏腑，又分四类、九气、五邪、运气，有余不足为病等篇，次又疗六经主疗之法，下列药方。及论《此事难知》，讲其书首设问答，辨经络脏腑伤寒之源，次辨营卫清浊、气血表里，六经手足并传，用药禁忌之法。为后人对伤寒论的研究，串了一条线，使得研究伤寒学者，其间之变迁沿革，得有系统可循，不但成为整理中医文献的时代需要，而且对有志研究中医者，也是重要参考。文后又编撰了《历代伤寒书目考》，此书目不只包括自《伤寒论》后的所有衍生的各类伤寒类书目，而且包括著《伤寒论》的引用书目：如《伊尹汤液经》等，计四百余种，对《伤寒论》的研究发挥了重要的提纲挈领的作用。

曹炳章先生一生对继承、发展中医所做的巨大贡献，无疑是对中医文献的整理，《中国医学大成》这部巨著的出版，是在中医发展最困难的时候对中医基础理论的挽救与传承。

《中国医学大成》的编纂出版是中医近代发展史上的一件大事。由于连年战乱及西医东渐，中医的处境日益艰难，更不要说编著大型中医典籍。但曹先生仍在1934年，57岁之时应大东书局之邀，约集名医，通览群书，精选中医典籍中的珍本、孤本、抄本进行整理，或批注、图注，补缺正谬，历时30年，在上万种古籍中，选定初学及高等参考用书365种，编成巨著《中国医学大成》。此书在当时就备受中医界的推崇，认为是“寿世宝藏，医林巨观”。所收录医书，分13类，2099卷，包括医经、药物、诊断、方剂、通治、内科、外科、妇科以及推拿、疑难杂症等，各科具备，每书均有提要于首，以明此书之来历、内容要点，每一类之中均按年代先后次序排列，以便考证。可惜《中国医学大成》刊行未半，日本人侵入，印刷被迫中断，仅有136种问世。

曹炳章先生不仅汇编了《中国医学大成》这一巨著，他自己著述的医书及藏书也很多。从1934年10月起，曹炳章先生整理了所藏书书目，计11卷，名曰《曹氏医藏书目》，至1937年6月完成。内容是其40余年所阅览经史说部，名人游记、笔记，各省、府、县志及日报杂志，经所见者有关医药实验精论及新理发明，可补医药书之不足者，皆随见随录，积存250余卷。这些均为曹炳章先生心血之结晶。其中医学、奇病有40余册，皆属罕见奇形怪状之异病，及妇人经胎未见未闻，稀奇古怪之异状，先整理分章别节，详细鉴别，再考大部医籍，古今名家医案，现代各地区报，其所有奇病汇集采入，至1942年终，成书百卷，订60本，称《奇病通考》，为前所罕有之创制，再经修改补订，即可刊行。编辑之时，正值抗日战争，绍兴地处前线，作为沦陷之地，飞机轰炸声无日无之，曹先生自念风烛残年，时间不能久持，随以大无畏精神，在轰炸声中工作，得成此巨著。在绍兴沦陷时期，绍兴成立伪中医联合会，曹炳章先生拒不加入附和，以全晚年气节。

从1943年起，整理药物部，先就记录最多之品特编专书，如《鹿茸考》、《犀角考》、《羚羊角考》、《燕窝考》、《白木耳考》、《肉桂考》、《沉香考》、《冬虫夏草考》、《人参考》、《真珠谱》、《鼠谱》、《竹谱》等。另有《饮食须知》四卷，《痔漏证治全书》八卷，分痔漏为二编，肠风、胆道别为一编，各分原因、种类、证治、疗法。又分汤剂、丸散、敷贴、熏洗、单方、针灸、导引等，各名家治漏医案合为一册。又编《积聚证治全书》六卷，内分五积六聚、痃、癖、癥、瘕、肠覃、石瘕、食癥、酒癥、各奇瘕怪癥，应有尽有，以上各书皆1946年前完成。

自1947年始，再拟编《药条辨续集》，约有四本，订正丸散方书，整理历年治验危险大症医案，这三件事也蓄意在三年内完成是书，若精神能支持，志在必成。曹炳章先生自有生以来，秉性刚直，自问一生无嗜好，居身俭朴，节衣缩食，积蓄余资，不事置产，尽供购书，书富家贫，聚精会神，尽消耗于医药著述，能有生一日，必尽一日之天职。

1990年上海科技出版社与岳麓书社均将曹炳章先生报刊之书影印出版之后，又将曹炳章先生自列《中国医学大成》中之书目而未刊的医书，稍作调整增补，作续编，影印出版，完成了曹炳章先生未成的大业。这套书尽管博大，但条理清晰，系统连贯，阅一书则通览历代医论，窥一类则尽知各家学说，中医精论可以讲全在此书之中。况据我们所知，秦汉至今，中医之书愈万，即便毕生考校，也不能完成这巨大工程，而且一般人所读医书，很难找到精良之版本，而《中国医学大成》正是解决了这一难题。此书得以完整出版，实为业医之准绳，医门之法律。

附：1947 年《华西医学报》2 卷 1 期所载曹炳章先生已出、未出相关书目。

民国元年遭火灾未刊医书：

《夏秋免病法》 二卷 二本

《内科外治法》 二卷 二本

《中药试验谈》 三卷 二本

《生殖奇谈》 二卷 二本

《解园元薮补释》 四卷 四本

《鼠疫集成》 三卷 二本

《奇病治法》 二卷 二本

《霍乱急救法》 一卷 一本

《同义治验医案》 四卷 二本

以上十种于民元三月二十七日夜寓庐遭灾付之一炬，录之以作纪念。

已刊行书目：

《鸦片戒除法》 二卷 曹炳章撰 因民元火灾前已出版，得保存。宣统三年初版 二本 民国二十年中医书局洋装

《陆氏三世医验》 五卷 陆氏三世合著 曹炳章批校圈点 民国四年上海会文堂出版 四本

《订增医医病书补注》二卷 吴鞠通原著 曹炳章补注 民国四年绍兴育新书局石印 二本

《喉痧证治要略》 一卷 曹炳章著 民国四年 绍兴和济药局铅印本一本

《规定药品之商榷》 二卷 曹炳章著 上卷出版 民国五年 绍兴医药报社出版 一本

《医界新智囊》 一卷 曹炳章撰 民国六年 同上 一本

《瘟痧证治要略》 一卷 曹炳章撰 民国六年 绍兴医药报社出版一本

《秋瘟证治要略》 一卷 同 民国七年 同上

《潜斋医学丛书十四种》 王士雄撰 曹炳章选辑圈点 民国七年绍兴

育新书局石印　十六本

《图彩辨舌指南》　六卷　曹炳章撰　民国九年　同上　六本

《临证医案笔记》　六卷　吴渭泉编撰　曹炳章圈校　民国十年绍兴育新书局石印　六本

《慎斋遗书》　十卷　周慎斋著　曹炳章批校　民国十一年　同上　四本

《医学广笔记》　四卷　缪仲醇撰　曹炳章批校　民国十一年　同上　四本

《增订伪药条辨》　二卷　郑肖岩著　曹炳章集注　民国十四年　绍兴医药报社出版　二本

《中国医学大成》　三百六十五种　二千零九十九卷　附录不计　提要十三种　内评批　批自著书三十种　书底校圈完成交齐　上海大东书局陆续出　出版　一千零一本

编成未刊书目：

《曹氏医藏书目》　十一卷　曹炳章撰述　民国二十五年辑成　王吉民先生序　四本

《奇病通考》　二百卷　曹炳章撰述　民国二十六年至三十一年成书　六十本

《家庭饮食须知》　四卷　曹炳章撰

《增订足本评注温热经纬》五卷　王士雄撰　曹炳章眉批圈点　叶子雨评　汪日桢注　民国二十九年写成　四本

《真珠谱》　四卷　曹炳章撰集珠品一百四十种　民国三十三年辑成　二本

《鼠谱》　四卷　曹炳章撰集鼠族二百二十种　民国三十三年集成　二本

《广竹谱》　八卷　曹炳章撰集竹品四百九十六种　民国三十三年　四本

《全体骨骼考正》　一卷　曹炳章撰　民国三十三年成书　一本

《要药丛考十种》　十二卷　曹炳章撰　民国三十四年集成　八本

《鹿茸考》　一卷　犀角考　二卷

《羚羊角考》 一卷 麝香考 一卷

《燕窝考》 一卷 蛤士蟆考 一卷

《冬虫夏草考》 一卷 白木耳考 一卷

《沉香考》 二卷 肉桂考 一卷

《广人参考》 八卷 曹炳章撰 附一卷 民国三十五年辑成 四本

《辽东人参》 四卷 高丽人参 一卷

《上党人参》 一卷 日本人参 一卷

《美国人参》 一卷 附各土人参 一卷

《痔漏证治全书》 八卷 曹炳章撰 民国三十五年辑成 六本

《痔漏三书》 三卷 曹炳章撰 民国三十年辑成 一本

《积聚证治全书》 六卷 曹炳章撰 民国三十五年辑成 四本

以上各书，虽已完成，或须眷写圈点，或在绘图校勘，或有新资料加入，需缜密细审，考证翔实，庶不致讹误。俟刊印书局订定，当陆续附印尔。

王咪咪*

2010年7月

---

* 王咪咪 副研究员。曾任中国中医科学院中国医史文献研究所文献室主任，兼任中华中医药学会文献学会委员、中国药学会药史分会委员、北京中医药学会基础理论分会秘书。硕士生导师。参与国家新闻出版署课题《中华大典·药学分典》的编纂工作，任副主编；参与国家科技部在研课题《海外回归中医善本古籍的电子版保存》；主持国家中医药管理局2004年中标课题：1949年前中医期刊及相关文献的收集研究与数据库的建立等项目。主编、副主编或编委编著的学术著作有：《全国中医图书联合目录》、《敦煌古医籍考释》、《本草纲目索引》、《唐容川医学全书》等三十余部。

研究性论文

1. 中华药学源流考

淮南子曰：神农尝百草滋味，一日而七十毒，由是医方兴焉。盖上古之世，未著文字，师学相传，谓之本草。两汉以来，名医辈出，张、华辈始因古学，附以新说，通为编述本草，由是见于经录。掌禹锡曰：旧说《本草经》三卷，神农所作，而不经见，《汉书·艺文志》，亦无录焉。《汉平帝纪》云：元始五年，举天下通知方术本草者所在，诏传遣诣京师，楼护传，称护少诵医经本草方术，数十万言，本草之名，始见于此。唐李世绩等，以“梁·七录”，始载《神农本草》三卷，又疑其所载郡县，有后汉地名，似张机、华佗辈所为，其实皆不然也。寇宗奭曰，《汉书》虽言本草，不能断自何代而作，淮南子虽言神农尝百草以和药，亦无本草之名。惟《帝王世纪》云，黄帝使岐伯尝味草木，定本草，经造医方，以疗众疾，乃知本草之名自黄帝始。陶弘景云：轩辕以前，文字未传，药性所主，常以织织，相因至于桐、雷（皆黄帝时臣也），乃著在编简，而此书应与《素问》同类。桐君著有《药录》二卷，说其花叶形色，雷公亦著《药对》二卷，论其佐使相须，余如汉邕著本草七卷，亦仅见于《隋志》。盖上古圣贤，具生知之智，故能辨天下品物性味，合世人疾病所宜。后世贤智之士，从而知之，代有发明，如魏有李当之（华佗弟子）著《药录》三卷，其书散见陶氏本草中，颇有发明。又吴普著《吴氏本草》六卷，其书分记诸家所说性味甚详，然皆有损益，或三品混杂，或冷热舛错，甚且草石不分，虫兽无辨，所列主治，互有得失。梁陶弘景以《神农本草经》三品三百六十五种为主，增汉魏以下名医所用药三百六十五种，合七百三十种，谓之《名医别录》，凡七卷。首叙药性之源，次分玉石一品，草一品，木一品，果菜一品，米食一品，有名未用一品，以朱书为《本经》，墨书为《别录》，进上梁武帝（按弘景字通明，宋末为诸王侍读，归隐勾曲山，武帝每咨访之）。其书精粗皆取，无复遗录，分别科条，区畛物类，颇有裨补，且谬误亦多。至刘宋时雷敩（非黄帝时雷公也，其自称内究守国安正公，故曰雷公）著《雷公炮炙论》三卷，增新药一种，定药三百种，其创性味炮炙、熬煮修事之法，法多古奥，文亦古质，可谓自成一家。其意多本于其乾宁宴先生（按乾宁宴著有《制伏草石论》六卷，其首序，论物理甚幽玄，盖丹石家书也），于是药学别树一帜，实则与《本经》多不符矣。后人驳其非者，不乏其人（考近今药肆炮制饮片之法，亦不合雷敩之制）。至唐高宗朝，命英国公李绩等，修陶隐居所著“本草经”，增加七卷，谓之《唐本草》，颇有增益。至显庆中右监苏恭，重加详注，表请修定，复命太蔚赵国公，长孙无忌等，与恭详定增药一百一十四种，分为十一部，凡二十卷，另为药图二十五卷，图经七卷，世谓之《唐新本草》。后如甄权者药性本草，复增新药四种，孙思邈辑《药录纂要》，定药八百六十三种（载

《千金翼》)。又著《千金食治》，复增新药二种。又孟诜撰《食疗本草》，增新药十七种。至开元中陈藏器，以《神农本经》虽有陶苏补集之说，然遗漏尚多，博极群书，精穷物理，订正谬误，搜罗幽隐，复撰序例一卷，拾遗六卷，解分三卷，总曰《本草拾遗》，增药三百六十九种。又如李珣撰《海药本草》，增药十四种，搜采海药，颇多详明。至南唐陈士良，撰《食性本草》，增药两种，搜辑诸家关于饮食等品，附以食医诸方，及五时调养脏腑之法，总述旧说，无甚新义。又蜀主孟昶，复命韩保升与诸医士，取《唐本草》参校增补注释，别《图经》二十卷，昶自为序，世谓之《蜀本草》，其图说药物之形状，较详于陶苏也。至宋太祖开宝六年，命尚药奉御刘翰道士、马志等九人，取唐蜀本草详校，仍取陈藏器拾遗诸书相参，刊正别名，增药一百三十三种，广颁天下。是时又有日华子，亦述本草二十卷，其言禽兽功用甚悉。至宋仁宗嘉祐二年，诏光禄卿掌禹锡，尚书祠部朗中林亿等，同诸医官，重修《开宝本草》，新补八十二种，新定一十一种，统计一千零八十二种，谓之《嘉祐补注本草》，共二十卷，虽有校修，无大发明。后又诏天下郡县上所产药物，命太常博士苏颂撰述《图经本草》二十一卷，考证详切，颇有发明，但图与说异，两不相应，是其缺点耳。宋哲宗元祐中医士陈丞合本草及图经二书为一，间缀数语，谓之别说，无所发明。徽宗大观二年，蜀医唐慎微，取嘉祐补注本草合为一书，复拾诸家本草所遗者，五百余种，增新药八种，附入各部，又采古今单方，并经史百家之书，有关药物者亦附之，名证类本草，上之朝廷，改名《大观本草》，诸家说药之书，能乘千古，不致沦没，皆其功也。又宋政和中医官寇宗奭，以补注及图经二书，参考事实，核其情理，援引辨正，撰为《本草衍义》二十卷，发明良多，如前贤东垣丹溪诸公，亦尊信之（归安陆氏刻入十万卷楼丛书初集中）。政和中复令医官曹孝忠，复将《大观本草》，增附寇宗奭之《本草衍义》，校正刊印，故又谓之《政和本草》。后高宗复命医官王继先校正，皆浅俚无高论。至金易州名医张元素，言古方新病不相能，辨药性之气味，升降补泻及六气主经，随证用药之法，立为主治秘诀心法要旨，谓之《珍珠囊》，发扬医理，有功后学，后人翻为音语，以便记诵，谓之东垣《珍珠囊药性赋》，谬矣，依托之言，故驳杂不伦。元李东垣受业于元素，尽得其学，更加阐发，祖珍珠囊，增以用药凡例。又如王好古之撰《汤液本草》四卷，以诸药配十二经络，以主治病者为君。吴瑞著《日用本草》八卷，增新药七种，殊少发明。胡士可撰《本草歌括》，取本草药性图形作歌，以授初学记诵。后元末朱丹溪，从罗太无学医，遂得刘、张、李三家之秘而推广之，仿寇氏衍义之意而推衍之，名曰《本草衍义补遗》，近二百种，多所发明。明洪武时山阴徐彦纯（丹溪弟子），集取元代诸家说药之发明，汇成一书，名曰《本草发挥》，别无增益。同时周宪王因念旱辽民饥，咨访野老田夫，得草木之根苗花实，可备荒者，四百四十种，图其形状，著其出产食法，谓之《救荒本草》，亦颇详明，后人翻刻，削其大半。又如宁原之著《食鉴本草》，汪颖之著《食物本草》，王纶之著《本草集要》，瞿仙之著《庚辛玉册》，皆别无增益，斤斤泥古者也。祁门汪机省之著之《本草汇编》二十卷，臆度疑似殊无实见。嘉靖末年陈氏嘉谟，撰《本草蒙筌》十二卷，首附熊宗立《历代名医图考》一卷，及制药总论并药性歌二百四十首，采收药七百四十二种，依王纶集要部次集成，每品具气味、产采、治疗方法，创成对语，以便记诵，间附己意于后，颇多发明，极便初学之书。蕲州李氏时珍之撰《本草纲目》，搜百氏，访采四方，始于嘉靖壬子，终于万历戊寅，稿凡三易，分为五十二卷，列为十有六部，部各分类，类凡六十，标名为纲，列事为目，增新药三百七十四种，附方八千一百六十，新旧列药一千八百九十二种，广收博采，集其大成，于是本草之书大备，虽间有疏陋错误，致遭后贤之驳正，然终不愧为前明之药学大家也。厥后卢氏子繇著《本草乘雅半偈》十卷，以神农本草所录，凡三百六十五种，古有今无者居三分之一，乃删其一百四十五种，而采掇别录以下适用之药，如其数补足之，考辨皆颇详明，开鉴经义，迥出诸家。昔三余乔子著有《本经注疏》，亦如其例，颇多发明经旨，惜未刊行，其后缪氏希雍亦著《本草经疏》三十卷，分本草为十部，每药皆有发明，故谓之疏，冠以叙例二卷，论三十余首，然亦一家之学也。嗣有倪氏纯宇，著《本草汇言》二十卷，凡正药六百零八种，附药一百二十八种，其采引各书，皆非常见者，识见高尚理论新颖，颇有发明。又如刘氏潜江，著《本草述》三十二卷，采杂旧药六百七十二种，内新增五龙草一种，补别家所无，亦如缪氏经疏例，以发明经旨，释理虽深，拘迂五行，又苦冗蔓。后经前清杨时泰删节繁芜，称为《本草述钩玄》。迨清康熙中，汪昂祖《本草纲目》、缪氏《经疏》、撰为《本草备要》四卷（迄今最脍炙人口之书）。但知某药治某病，某病须某方，徒袭其用，未究其性，杂采诸说，殊鲜折衷。同时张氏路玉撰有《本经逢原》四卷，定药七百七十六种，采取甚精，发明颇佳。张氏隐庵之撰《本草崇原》三卷，其宗旨以删定神农本草，先论药之形名来历，继释药之禀气性用，释理详明，可谓承启后学。余如叶天士之《本草经解要》，徐洄溪之《百种录》，王东皋之《握灵本草》，黄宫绣之《本草求真》，李正宇之《本草原始》，皆抒心得，多所发明，均宜参考。至乾隆时吴氏仪洛，复将汪时《备要》，重加删订，因仍者半，增改者半，旁缀旧文，参以涉历，以著《本草从新》十八卷，定药七百二十种，前人本草之有名无物者删之，诸家主治统言者多，析言者少，独吴氏阐发其隐，能发明某病某药，宜用忌用，且辨正伪药甚者多，传讹亦复不少，增新药十余种，亦可谓有功后学。又有沈氏芊绿著《要药分剂》十卷，准徐之才十剂分类，采寻常日用之药，四百二十种，稍涉险僻者，概摒去之，历代诸贤，发明药作之精言，颇多采入，最便初学之研究，较《本草备要》尤切于实用。钱塘赵氏恕轩，拾东壁之遗，著《本草纲目拾遗》十卷，增补新旧药七百十八种，如宇宙内可入药之物，及古无今有罕见之品，《纲目》所未采者，则为之增，《纲目》已载，治法有未备，根实有未详者，则为之补，且辨正李氏之传讹数十条，述李氏以后诸家本草，自子史迄裨乘，有关于药物者，无不收之，可称东壁之遗民。又著有《本草话》三十二卷，《花药小名录》四卷，《奇药备考》六卷，《药性元解》四卷，《百草镜》八卷，令异标新，足资玩索，可谓李氏之功臣，后学之津梁，亦可为前清之药学大家矣，惜其书多未传世。嘉庆朝陈氏修园，著《本草经读》，然半师崇原之说，以本经为纲，取诸家之说为目。道光朝邹氏润安，复将刘氏《本草述》去粕存精，以己意取本以《别录》为经，《伤寒》、《金匮》、《千金》、《外台》等书为纬，交线参证，疏明其所以然之故，以著《本经疏证》十二卷，《本经续疏》六卷（共疏药二百十五种），《本经序疏要》八卷，其旨博大渊微，一览能洞彻底蕴，乃有功后学之作也。光绪朝唐氏容川，著《本草问答》二卷，其搜采之药，多能发明格致之理，亦可谓药学家之别开生面也。宣统朝仲氏昂庭，爰将张氏崇原为纲，附载《经读》、《经解要》、《百种录》并《张氏类辨》，《医学真传》诸说，更参以己意而作，名曰《本草崇原集说》，书见三卷，亦足资参考。又如袁氏桂生，亦以《神农本经》、《名医别录》、《唐本拾遗》、《西医大成》、《西药略释》等书列于前，以诸家注释之精义，及经验有得之言，隶于后，分章纂述，东西药物之有效者，及东西洋制药之法，亦皆分章收载，颜曰本草，会通，皆详瞻穷实，力扫流传虚妄之弊，亦有功于后学，惜未刊行于世。其于论华药之书，通行于日本者，就四五十年间出版之调查，亦有数十余种之多，如《植物名实图考》三十八卷，中国吴其瑞原著，日本某医校修，以奎文堂铅印袖珍本，其搜采植物类之药品二千余种。又日本《草木图说》二十卷，搜采药至三千种。《植物启蒙》四卷，《本草名疏》三卷，《本草和名》十卷，《扶桑采药辑要》、《安南药品考》、《本草图补》、《古方药品图考》、高丽《人参图说》、《毒草图说》、《獐麝图说》，其间体例虽有不同，有详于分科、分类、分种及生于何处，采于何时，并绘其根茎花叶、子实等事，余如药经《太素》二卷，和气广世著，康赖本草二卷，丹波康赖著。又如东华本草及《药治通义》十二卷，皆详于治疗上之作用，形状次之，其书列图皆确鉴，辨性精且详，处处皆能详人所略，发明人所未见，实补中华本草不足处甚多，有志精研华药者，亦宜参考备鉴之。又如丁译家庭本草，实验新本草，汉药实验谈，以中药仿西药之分类，且能分析其含汁之成分，亦宜参考。环观泰东西之论药书，如已译成华文者，如制造局译刻之《西药大成》及补篇。西药新书：格致书院之泰西《新本草撮要》，博济医局之《西药略释》，美华书馆之《万国药方》、博医会新译之贺氏疗学、制药引阶药料详要、药科学撷要、丁译《药物学纲要》、药物学教科书、《药物学大成》、《西药实验谈》、《西药录要》等书，辨论中药甚多，亦宜参考。甚且本草之外，如博物类之动物学，植物学、矿物学、水产学，各译本无不与药物有密切关系，总之华药之书畴昔视之，以本草可奉为正宗，及今视之，科学昌明，医药皆重实验，我中药本草多空方浮夸，但求渊博，实不可作宗传矣。此何以故？试观我华药自明之李时珍，清之赵恕轩，能独出心裁，发明新药，厥后能继二公者，阒焉无闻。我国药学知识之退化，已见一斑。较之欧美各国，由哲学而进科学，由科学而为实验，近今已至实验时期矣。其新药等之新论说，新发明，层见迭出，日增月盛，药学之进步，若骐骥千里之速者。相形见绌，安能讳莫如深，岂再以向来老式，自尊自大之陈腐之空谈，何以抵制西药耶？否则坐观成败，置若罔闻，一任利源之日受剥削也哉！处此千钧一发之际，若不改革习惯，何能图存？改革之法，必先规定药品及研究调制法，再编药学教科书。欲编教科书，必须请求内务部，诏令各省府县，征集各地出产原药，作为标本（可仿唐政和中诏令之法），将每药正路侧路，出产何省何县，何时出新，及观其形色，尝其气味，一一从实验记录，再与诸家本草结照之，复比较其形状，辨别其气味，实验其功用，先从中药方面研究确实，再与西药书中之效用，及博物学中之形状，互相比较，再定中西确有经验之学说，编为《中华药物学》教科学书。其编述体例，宜仿西药书例，以效用分门，而每药各列释名（正名别名科学及命名之义）、产别（产于某处何形何色，以何者为优）、采制（以何时采枝叶，何时采果实及根或用花用子，以何法燥之，如何制藏）、形态（辨明本物之形状）、气味（辨本物之五气五味）、成分（经西人化分之成分录之）、效能（假如泄热、清化痰、豁痰等是）、主治（如专治疟疾、痢疾、呕吐等是）、补助（配合某药可治某病之类）、禁忌（本药恶某药畏某药反某药）、发明（本药之特别效能，及用法种种之经验）、用量（重用几钱，轻用几分）、备考（是药有相类似之物，不能认为是物，录之）、处方（配互本药为主药之验方），为十四条。一一从实验编述，前贤书中，如返老还童、益寿延年诸谬说，皆应删除。若欲抵制舶来品，莫若仿效调制，释其气浓者蒸露，味厚者熬膏，他如矿物之金石类，可制炼而为粉，植物之油质类，可榨取而成油，然后一病有一病之药，一药有一药之能。苟能如是研求推广，十年二十年间，不但我同胞无不信用，其必有足供西人之采取，而为输出之大宗者，洵是则四千六百余年中医药之国粹可保，三千数百万土产药之利权可挽。噫！群言淆乱，中药之真理久湮，本经将亡，群鸟之哀鸣难已，堂堂民国，不乏热心志士，盍共起而匡救之乎。

（见《绍兴医药学报》1917）

2. 中华本草历代变迁史（一）

（一）上古

淮南子曰：神农尝百草滋味，一日而七十毒，由是医方兴焉。盖上古之世，未着文字，师学相传，谓之本草。张、华辈始因古学，附以新说，通为编述，本草由是见于经录。掌禹锡曰，旧说《本草经》三卷，神农所作，而不经见，《汉书·艺文志》亦无录焉。唐李世勣等，以《梁·七录》始载《神农本草》三卷。又疑其所载后汉郡县，有后汉地名，似张机、华元化辈所为，其实皆不然也。寇宗奭曰：《汉书》虽言本草，不能断其何代而作；淮南子虽言神农尝百草以知药，亦无本草之名。惟《帝王世纪》云：黄帝使岐伯尝味草木，定本草经，造医方，以疗众疾，乃知本草之名，自黄帝始。陶弘景云：轩辕以前，文字未传，药性所主，尝以织织，相因，至于桐雷（皆黄帝时臣也），乃著在编简，而此书因与《素问》同类。考《本草经》三卷，分上中下三品，搜采药三百六十五种，是本草之始也。魏有李当之之注，清有叶子铣《本草经赞》，周澂之补注。桐君著有《药录》二卷，说其花叶形色，采药时日。又有《采药别录》二卷，乃后人访采药物续编。雷公亦著《药对》二卷，论其佐使相须。余如雷公《神农本草集注》四卷（见《隋志》）。盖上古圣贤，具生知之智，故能辨天下品物性味，合世人疾病所宜，后世贤智之士从而知之，代有发明。

（二）刘宋

《雷公炮炙论》三卷，刘宋时雷敩所著，其官内究守国安正公，定药三百种，增新药一种，创性味炮炙、熬煮修事之法，法多古奥，文亦古质，可谓自成一家。其意多本于其师乾宁宴先生（乾宁宴著有《制伏草石论》六卷，其首序论物理甚幽玄，盖丹石家书也），于是药学别树一帜，实则与《本经》多不符矣。后人驳其非者，不乏其人（考近时实炮制之法，亦不合雷公之制）。

（三）周朝

子仪《本草经》一卷，子仪著（见《隋志》）。书已失传，无从考质，列而备考。

（四）魏朝

李当之（华佗弟子）撰《药对》三卷。其书散见陶氏本草中，颇多发明，又吴普著《吴氏本草》六卷（按吴普广陵人，亦华佗弟子）。其书分记诸家所说，性味甚详，然皆各有损益，或品之混杂，或冷热舛错，甚且草石不分，虫兽无辨，所列主治，互有得失。

（五）北周

《本草音义》三卷，北周姚士会著，即姚僧垣次子。书久散佚，备列待考。同时杜善芳之著《本草性事类》一卷，以本草药名，随类解释，附以诸药制使畏恶、相反相宜、解毒等发明。

（六）梁朝

《名医别录》七卷，梁陶弘景著。以《神农本草经》三品，三百六十五种为主，增汉魏以下名医所用药三百六十五种，合七百三十种，首叙药性之源，次分玉石一品，草一品，本一品，果菜一品，米食一品，有名未用一品，以朱书为《本经》，墨书为《别录》，进上梁武帝，其书精粗皆收，无从遗落，颇有裨益，谬误亦多。又著有《药总诀》二卷天一阁钞本作一卷。又一本题曰《药象口诀》一卷，其论药品五味寒热之性，主疗疾病，及采蓄时月之法，补《别录》之未备，撰成口诀，以便初学诵读（按弘景，字通明，宋末为诸王侍读，归隐勾曲山，武帝每咨访之）。又撰《服食草木杂药法》一卷，亦多发明。

（七）隋朝

蔡邕《本草》七卷，隋·蔡邕撰。《本草药性注》，隋唐间李世勣注。二书皆失传，列作待考耳。

3. 中华本草历代变迁史（二）

（八）唐朝

唐高宗命英国公李世勣等修陶隐居所著《本草经》，增进七卷，名英公《唐本草》，颇有增益。至显庆中右监苏恭，重加详注，表请修定。复命太尉赵国公长孙无忌等，与公详定。增药一百一十四种，分为十一部，凡二十卷，别为《药图》二十五卷，《图经》七卷，世谓之《唐新本草》。后如甄权著《本草音义》七卷，《药性本草》三卷一曰《药性论》，复增新药四种，分药品之性味，君臣佐使，主治各病之效能。其他如卢多逊著《新详定本草》二十卷，目录一卷，王方庆著《新本草》四十一卷，又撰《药性要诀》五卷。孔志约撰《本草音义》二十卷，李含光撰《本草音义》二卷。德清傅氏影印唐《新修本草》七卷，补辑一卷。原平仲著《灵秀本草图》六卷，皆各有增益发明。孙思邈辑《药录纂要》，定药八百六十三种载《千金翼》。又著《千金食治》二卷，复增新药二种。又孟诜撰《食疗本草》三卷，集药二百二十七条。张鼎又补八十九条，期间有新增药十七种，与现代敦煌石室，发见孟诜古本草，只有二百四十种，多不符合。至开元中陈藏器，以《神农本草经》，虽有陶苏补集之说，然遗漏尚多，其博极群书，精通物理，订正谬误，搜罗幽隐，有本草以来第一人也。撰有《序例》一卷，《拾遗》六卷，《解分》三卷，总曰《本草拾遗》，增药三百六十九种。又如《南海药谱》二卷，唐时不著撰人名，《宋志》作一卷，孙廉撰。天一阁有钞本，杂记南方药物所产郡县及疗病之功。李珣著《海药本草》七卷，珣萧代时人，搜采海药，颇多详明。又郑虔之著《胡本草》七卷，皆详胡中所产药物，今多失传。萧炳之撰《四声本草》五卷大一阁本四卷，取本草药名上一字，以平上去入四声相从，无所发明。扬损之开元后人撰《删繁本草》五卷，删去本草不急用及有名未用之品，无所发明。至南唐陈士良撰《食性本草》十卷，取各家本草中关于饮食者类之，附食医诸方及五时调养脏腑之法，增新药二种，总述旧说，无甚新义。淮南王之撰《食经》一百二十卷，收采《崔浩食经》九卷，《竺暄食经》十卷，《膳馐养疗》二十卷，昝殷《食医心鉴》三卷，娄居中《食治通说》一卷，陈直《奉亲养老书》二卷等，并有食治诸方，皆祖食医之意也。其他如侯宁极之撰《药名谱》一卷，杨天惠之撰《彰明附子记》一卷，翺之撰《何首乌录》一卷，《神农食忌》一卷，天一阁钞本不着撰人名，皆各有特别发明。

（九）蜀朝

《蜀本草》二十卷，蜀主孟昶，命韩保升与诸医士，取《唐本草》参校。增补注释，别为《图经》，昶自为序。其图说药物之形状，较详于陶苏也。

（十）宋朝

《开宝本草》二十一卷，宋太祖开宝六年，命尚药奉御刘翰道士、马志等九人，取唐《蜀本草》及诸家相参校正，仍取陈藏器拾遗参考，订正别名，增药一百三十三种，马志为注解，释其形性，考正其谬误，新旧药合九百八十三种，广颁天下。是时又有日华子，姓大名明，著《日华诸家本草》二十卷，集诸家本草，近世所用药，各分以性味寒温，花实虫兽为类，其言功用甚悉。宋仁宗嘉祐二年，诏光禄卿掌禹锡、尚书祠部郎中林亿等，同诸医官重修《开宝本草》。新补八十二种，新定一十七种，统计一千另八十二种，谓之《嘉祐补注本草》，共二十卷。虽有校修，无大发明。后又诏天下郡县所产药物，命太常博士苏颂，撰述《图经本草》二十一卷，考证详切，颇有发明，但图与说异，两不相应，是其缺点耳。宋哲宗元祐中医士陈子丞，合本草及图经二书为一，谓之《重广补注神农本草并图经》二十三卷，间缀数语，谓之本草别说，无所发明。徽宗大观二年，蜀医唐慎微，取《嘉祐补注本草》合为一书，复拾诸家本草所遗者五百余种，增新药八种，附入各部，又采古今单方，并经史百家之书，有关药物者附之，名《证类本草》三十一卷，上之朝廷，改名《大观本草》。诸家说药之书，能垂千古，不致沦没，皆其功也。又政和中医官寇宗奭，编撰《图经集注衍义本草》五卷，《图经衍义本草》四十二卷，以补注及图经二书，参考事实，核其情理，援引辨正，发明良多，其书刊入《正统道藏》，上年商务印书馆选刊影印道藏举要，此书亦列入。炳章亦购藏一部，其中错误脱落，不胜枚举，始知道藏是刻，亦非善本。嘉定张山雷，已有校勘记，刊入浙江医学月刊，删去旧说，集录寇氏衍义二十卷，谓之《本草衍义》，归安陆氏刊入十万卷楼丛书初集中。政和中复令医官曹孝忠，复将《大观本草》，增附寇宗奭之衍义，校正刊行，谓之《政和本草》二十三卷。后高宗复命医官王继先校正，另刊《绍兴校定本草》十二卷，皆浅俚无高论。其他如靳霖六之《本草会编》，詹瑞芳之《本草类要》十卷，庞安时之《本草补遗》，沈括之《药议》一卷，皆各有实验发明。

（十一）金朝

易州名医张元素，言古方新病不相能，辨药性之气味升降补泻及六气主经，随经用药之法，立为主治。《秘诀心法要旨》谓之《珍珠囊》书仅一卷，发扬医理，有功后学，后人翻为韵语，以便记诵，谓之东垣《珍珠囊药性赋》，依托之言，故驳杂不伦。又著《脏腑标本用药式》一卷，亦别出心裁，便易后学入门，有功于世之作也。

（十二）元朝

元李东垣，受业于元素，尽得其学，更加阐发《珍珠囊》，增以用药凡例，诸经响导，活法纲要，谓之用药法象，书凡一卷，有功后学。又如王好古之撰《汤液本草》

三卷，《十二经药图》二卷，以诸药配十二经络，以主治病者为君。又撰《本草用药钞》九卷，《疗痈疽耳眼本草要钞》二卷，《洁古本草》二卷，皆有发明。又吴瑞著《日用本草》八卷，增新药七种，殊少发明。胡仕可撰《本草图经节要歌括》二卷。明熊中立补取本草药性图形作歌括，以便记诵。他如王道冲撰《石药异名要诀》一卷，王香汉撰《本草经》三卷，秦承祖撰《本草》六卷，互有发明。罗天益之撰《药象图》二卷，阐明药形，颇合实用。徐友三之撰《本草炮制》六卷，改正雷公，有功后学。胡从善撰《本草元命苞》七卷，滑寿撰《本草发挥》三卷，《本草会韵》三卷，皆有阐发精义，裨益后学。元末朱丹溪，从罗太无学医，遂得刘、张、李三家之秘，而推广之，仿寇氏衍义之意，而推衍之，名曰《本草衍义补遗》一卷，近二百种，多所发明。

4. 中华本草历代变迁史（三）

（十三）明朝

洪武时山阴徐彦纯（丹溪弟子），集取元代诸家说药之发明，集成一书，名曰《本草发挥》。书凡三卷，别无增益。同时周定王棣，因念旱潦民饥，咨访野老田夫，得草木之根苗花实，可备荒者四百四十种，图其形状，著其出产食法，谓之《救荒本草》。前后八卷，颇为详备，附刊《农正全书》内。又如鲍山（元则）撰《野菜博录》三卷。王磐之撰《野药谱》一卷，说明根茎花实，皆图有说，胪列靡遗。宣德间宁献玉，撰《庚辛玉册》二卷，集道家之书，分金石、灵苗、灵植、羽毛、鳞甲、饮馔、鼎器，为七类，凡五百四十一品。所说出产形状，亦有可据，惟斤斤泥古者也。孝宗时奉勅撰《本草品汇精要》四十二卷，将各药分为十类，每药分名、地、苗、时、收、用、质、色、味、性、气、臭、主、行、助、反、制、治、合、禁、戒、忌、解、膺，为二十四类。附以彩色实物精图，其书中方土生产，皆汉地名，今复加考正，附载卷末，为本草中别开生面者也。其书系弘治间殿钞本，现藏于北平朱启钤君处，近付上海商务印书馆刊印。弘治间慈溪王纶撰《本草集要》八卷，祁门汪省之撰《本草汇编》二十卷，臆度疑似，殊无实据。正德间江陵汪颖撰《食物本草》二卷，取本草之系于食品者，分为水、谷、菜、果、禽、兽、鱼、味八类，颇有发明。嘉靖末年，祁门陈嘉谟撰《本草蒙筌》十二卷，首附熊宗立《历代名医图考》一卷，及制药总论，并药性歌二百四十首，搜采药七百四十二种，依王纶集要部次集成，每品具气味、产地、收采、治疗、方法，撰成对语，以便记诵。间附己意于后，颇多发明，极便初学。万历间许希周撰《药性粗评》四卷，取常用药撰成俚语，附以发明。其药物形态，辨悉犹详，最合初学诵读之需。蕲州李时珍，撰《本草纲目》五十二卷，列为一十六部，部各分类，类凡六十，标名为纲，列事为目，搜罗百氏，访采四方，始于嘉靖壬子，终于万历戊寅。稿凡三易，增药三百七十四种，附方八千一百六十，新旧列药一千八百九十二种，广收博采，集其大成，是本草之书大备。虽间有疏漏错误，致遭后贤之驳正，然终不愧为前明之药学大家也。厥后卢氏之颐著《本草乘雅半偈》十一卷，以《神农本经》所录，凡三百六十五种，古有今无者，居三分之一，乃删其一百四十五种。而采掇《别录》以下适用之药，如其数补足之，考辨详明，开凿经义，迥出诸家。昔三余乔子著有《本草经注疏》，亦如其例，颇多发明经旨，惜未刊行。其后缪氏希雍，亦著《本草经疏》三十卷，分本草为十部，每药皆有发明，故为之疏，冠以序例二卷，论三十余首。又著《续神农本草经》三卷，然亦一家之学也。嗣有倪氏纯宇，著《本草汇言》二十卷，凡正药六百零八种，附药一百二十八种，其采引各书，皆非常见者，识见高尚，理论新颖，颇有发明。又如刘氏潜江，著《本草述》三十二卷，采新旧药六百七十二种，内新增五龙草一种，补别家所无。亦如缪氏经疏例，以发明经旨，释理虽深，拘于五行，又苦冗蔓，后经前清杨时泰，删节繁芜，称为《本草述钩玄》。卷仍其旧，其他如徐升泰著《本草正讹补遗》二卷，黄济之著《本草权度》三卷，皇甫嵩著《本草发明》六卷，徐文蔚著《本草证治明辨论》二卷，吴文献著《药性标本》十卷，顾逢伯著《分部本草》十卷，李士材著《本草通元》四卷，皆各有发明，犹宜参考。滇南林止庵之著《滇南本草》，原本有十余卷之多，皆发滇南特产药物，后删节仅五卷，已不及原书之半，即近印本是也。又如黄渊之《本草考正》，王宏翰之《本草性能》，亦多阐发效能，辨正讹误，其他明代本草，不胜枚举，无变迁关系者，概从删略耳。

5. 中华本草历代变迁史（四）

（十四）清朝

康熙中汪昂，祖《本草纲目》，缪氏《经疏》，撰《本草备要》四卷（近今脍炙之书），但知某药治某病，某病须某方，徒袭其周，未究其性，杂采诸说，殊鲜折衷。同时张氏路玉撰《本经逢原》四卷，定药七百七十六种，采取甚精，发明颇佳。王东皋之撰《握灵本草》十卷，黄宫绣之撰《本草求真》十卷，李正宇之撰《本草原始》十二卷，皆各抒心得，多有发明。张隐庵之撰《本草崇原》三卷，其宗旨以删定《神农本草经》，先论药之形名来历，继释药之禀气性用，释理详明，可谓承启后学。复有杭州仲氏学翰，加以诸家集说，附录一卷，张氏之书更益明显。至乾隆时吴氏仪洛，复将汪氏《备要》，重加删改，因仍者半，增改者半，旁缀旧文，参以涉历，成《本草从新》十八卷，定药七百二十种，前人本草之有名无物者删之，诸家主治统言者多，析言者少，独吴氏阐发其隐，能发明某病某药宜用忌用，且辨正伪药甚多，传讹亦复不少，增新药十余种，可谓有功后学。又有叶天士撰《本草经解要》四卷，根据《本草经》，加以发明诠解，增以配互诸法。沈氏芊绿著《要药分剂》十卷，仿徐之才“十剂分类”，采寻常日用之药四百二十种，稍险僻者，概摒去之。历代诸贤发明药用之精言，颇多采入，最便初学之研究，较《本草备要》尤切于实用。乾隆时奉勅撰《图书集成》内博物类，有草木典三百二十卷，关于药用植物，搜采美备，禽虫典一百九十二卷，药用动物，集其大成，且一物有一图，效用主治，收采时日，引经史诗文考正，能补正本草之处甚多，亦为研究参考所宜备。钱塘赵楷撰《百草镜》八卷，发明草药效用，补本草所未备。其哲嗣恕轩，得先人之传，拾东壁之遗，著《本草纲目拾遗》十卷，增补新旧药七百十八种，如宇宙内可入药之物，及古无今有罕见之品，《纲目》所未采者，则为之增，《纲目》已载。治法有未备，根实有未详者，则为之补。且辨正李氏之传讹数十条，述李氏以后诸家本草，自子迄裨乘，有关于药物者，无不收之，可称东壁之功臣也。又著有《本草话》三十二卷，《花药小名录》四卷，《奇药备考》六卷，《药性元解》四卷，皆能领异标新，足资玩索，可谓后学之津梁，亦可为前清药学大家矣。惜其书多未传世。嘉庆朝陈氏修园，著《本草经读》四卷，然半师《崇原》之说，以《本经》为纲，取诸家之说为目。吴氏其濬取经史百家，各地志书，凡有关药用植物者，发明效用，辨识形态之学说图志，编为《植物名实图考》三十八卷，采药一千七百十四种，有图有说，考据详实。又长编二十二卷，汇集各药诸家学说，搜采繁博，能阐幽发微，裨益后学，不愧为近世药学发明家也。其书山西浚文书局有大版刻本，商务印书馆洋装缩印仿此本，日本伊藤圭介将长编与图考合并三十八卷为一书，计六十本。日本奎文堂铅印巾箱本、云南图书馆以日本合刊本为石印袖珍本。又邹君润安复将刘氏《本草述》去粕存精，以己意取《本经》、《别录》为经，《伤寒》、《金匮》、《千金方》、《外台》等书为释，交互参证，疏明其所以然，以诸《本经疏证》十二卷，《本经续疏》六卷，共疏药二百十五种，《本经序疏要》八卷，其旨博大渊微，一览能洞彻底蕴，乃有功后学之作也。仁和汪怀撰《草药纲目》十二卷，奇草异卉，发明疗病功能，惜其书失传。吴氏世铠，将缪氏《本草经疏》，删去繁冗，加以发明，后附验方，谓之《本草经疏辑要》，书凡十卷，亦有实用。陈远公撰《本草新编》五卷，辨释甚详，颇多发明。钱塘莫熺《本草摘要》四卷，瑞安陈葆善撰《和济本草》六卷，余姚洪缉庵等撰《得配本草》十卷，屠道和撰《本草汇纂》十卷，何培元撰《本草类纂必读》十二卷，姚建霞撰《本草分经》十四卷，分经分类，各有心得发明。唐氏容川撰《本草问答》二卷，其搜求之药，多能发明格致之理，亦可谓药学家之别开生面也。又如徐灵胎之《本草百种录》一卷，《药性切用》六卷，郭汝聪之《本草三家注》六卷，马伯良之《本草求是》八卷，顾松园之《本草必用》，贾九如之《药品化义》（不分卷，坊本石印改名《辨药指南》），尤乘之《药品辨疑》二卷，龙柏青霏子之《药性考》四卷，《食物考》一卷，陈三农之《药理近考》二卷，蒋用仪之《药镜》四卷，黄坤载之《玉楸药解》四卷，《长沙药解》四卷，以上诸家本草，辨形辨性，发明效用，皆有特识创见，尤宜参考其他清代本草。余所知者，其他尚有七十余种之多，不及尽论，另编本草书目，俾便参考，待时印行，再质大雅指正。

（以上四篇见《国医公报》1935）

6. 中药改良之管见

医之始，始于药，上古神农尝药，中古韩康卖药，皆医师而兼药剂师也。自赵宋设“和剂药局”，售药始设专肆，医与药从此隔阂矣。卖药者只求形色雅观，不知炮制之精当；行医者，只辩性味处方，不明药品之真伪。至于出产之道地与否，丸散膏丹之遵古与否，医师既不调查，药肆亦不报告，分道扬镳，两不相谋。不知医犹战士，药犹枪械，医不知药，是犹战士不知枪械，而欲临敌以制胜也，能乎？即有精于决战者，亦被枪械之窳失败，战士即败，则枪械无所用，势必抛弃而逃之，此即我国医与药同归劣败之结果也。稍有世界观念者，莫不知之，况今西药充斥于民国，药房林立于市场，中药已受多数之挤排。若我国药界冥顽如故，固陋如故，不知研究，不知改良，一任西药之日增月盛，而视若无睹，冥然罔觉，终恐蹈日本之覆辙而无立足之地矣。谓予不信，试观日本仁丹一物，据山东某客之报告，销售我国额金之比例表，前清光绪三十二年，计五千零六十元，光绪三十三年，计八万三千三百六十八元，光绪三十四年，计二十二万二千五百六十元，宣统元年，计二十七万九百五十四元，宣统二年，计五十四万零二百三十二元，宣统三年，计一百万零八十五元，余若清快丸、千金丹、灵宝丹等之广销，亦不亚于仁丹，试问亿万之金钱，外溢谁之，利权耶非，明明中药之利权耶。而我国药界，诸君奈何，不触目惊心，猛然省悟耶。近闻我国政府复有取缔中医中药之议，我药界前途，将更陷于危险之地步矣。午夜枕戈，中流击楫，事机所迫，稍纵即逝，在此千钧一发之系，苟欲图存自今，以往必须改革旧惯，速与医界联合一气，共同研究，设法改良，保国粹，而挽利权，以期达于优胜之目的，此不独为一身之营业，计抑且为同胞之生命计也。至其改良之策，必须医药界各负责任，如禁办侧路伪货（如犀角之天麻、角羚羊之枯角，党参之吉林党，黄芪之用芪，诸如此类不胜枚举），应责成各行栈不办此等伪货，则药肆必无处可进，其他炮制之不精（附子、胆星、半夏、甘遂等不一而足），贮藏之不良（如荆芥、薄荷、藿香、佩兰、麻黄等功用在气，见其价贱风吹湿蒸气味全无，反增霉毒），假托之乱真（如巨胜子、小胡麻、葶苈子、红饭豆等皆与本草原物不符，功用反是），伪品之仿造（如范志曲子、红花、淡秋石、百药煎、铜绿等，向来行销皆属伪造，不独功用反是，且有微毒，反足害人），良材之埋没（如大青叶、土牛膝、茅草根、杜藿香、黄荆叶等鲜药美不胜收，治病皆有特效之能），皆宜随时通告，各尽天职。因炮制收藏不良者，改良之因名物不符者，订定而革除之伪造品，从外运来者则改良而自造之，向来所无者设法以采办之。以上所述，皆初期改良之法，易于实行，然对于医生之治疗，实有密切之关系，至若欲抵制舶来品，则补救之法，莫若仿效调制。尝读《西药大成》、《西药略释》、日本之《药物学》等书，如菲沃斯（即闹阳花）、曼佗罗（即风茄花）、龙胆草、大黄、黄连、陈皮、远志、丁香、肉桂等植物品数十种，为中国所固有，又如盐化第一水银（即轻粉）、盐化第二水银（即降药）、赤色酸化绿（即三仙丹）、硝石（即火硝）、重曹（即石碱）、硼酸（即硼砂）等矿物品数十种，亦非中国之所无，苟能调制精良，择其气浓者蒸露，味厚者熬膏，他如矿物之金石类，可制炼而为粉，植物油质品，可榨取而成油，然后一病有一病之药，一药有一药之能，药肆多特效之药，医士少掣肘之虞，能如是研究求推广，则何必舍已国所固有，而漫用东西洋之舶来品哉。以上皆鄙人欲挽利权之微旨也。若言规定药品必须先立药品陈列所，将各原药标本，每种分正路侧路，一一著说明书，此产何省、何府、何时，出新，此优彼劣种种，备列使医界，可将此标本药观其形色，尝其气味为之，记录与诸家，本草对照之，辨别气味，比较形状，调查产地，实验功用研究，确实再与西药书中之中药互相比较，将中西医确有经验之名论编为中华药物学教科书，灌输新智发明中药，此则从根本上改良之要法也。若能广筹经费，则办一模范药局，请精于制剂调剂者，某药宜如何制造，某药宜如何调和，设立半日学堂，收授学生，以造就药剂师，辅医师以厚固其基础，俾药业成完善之终局。尝调查东西各国，皆特设药学校，授业专门与医并重，非试验及格，不得受药学士，非药学士不得任药剂师，非药剂师不得调制药品，擅自贩卖，其补助医师之美意，深且远矣。环观吾国，虽有炮制煅研诸法，而每多以讹传讹，累世相传，毫无甄别，故同一药也，彼撷其精华，我取其糟粕，同一药界也，彼日占优胜，我日趋劣败。呜呼！吾国何不幸，而现此因陋就简之悲观也，耶吾民，何不幸，而演此承讹袭谬之恶剧也耶！此有志振兴中药者，所以悲愤填胸，不得不效贾生之，痛哭流涕，忠告而善导之也，世有闻吾言而兴起者乎，吾将馨香以祷之，试目以俟之。

（见《南京医学报》1913）

7. 中国历代伤寒书沿革略史

尝考《伤寒论》一书，南阳张机述，《医林列传》云，张机字仲景，南阳人也，举孝廉。官至长沙太守，所著论二十二篇，证外合三百九十七法，一百一十三方，其文辞简古奥雅，古今治伤寒者，未有能出其外者也。其书为诸方之祖，故后世称为医圣。至晋太医令王叔和，又编次其方论，为三十六卷。金·成无已注解其书为十卷，今世所传者，乃宋·林亿等校正，即成氏所著十卷是也。唐·王焘撰《外台秘要》四十卷，以伤寒冠其首，书止二卷，分三十三门。诸论伤寒，凡八家，曰仲景，曰叔和，曰华陀，曰陈廪丘，曰范汪，曰《小品》，曰《千金》，曰《经心录》，合论一十六首。至宋庞安时，撰《伤寒总病论》六卷，其论汗、吐、下，及用水、用火，和表、温里，各有心得，论结胸、痞气、阴阳毒、狐惑、百合病、痉、湿、暍、劳复、暑病、时行疫、斑疹、变哕、变黄、败坏、小儿、妊娠、伤寒、暑病、刺法、温热病、死生辨验等症，皆有发明，附以瘥后禁忌等法，亦有实用。白沙许叔微，撰《伤寒发微论》二卷，共论二十二篇，其首论伤寒七十二证候，其他论方论药，皆能发明仲景微奥之旨，故曰发微。又撰《伤寒百症歌》五卷，将仲景方论，编成歌诀一百证，以便后学之记诵。其间或有仲景无方者，辄取《千金》、《外台》等方以补入。又撰《伤寒九十论》一卷，阐发仲景奥义，颇多发明。《图翼伤寒论》二卷，《伤寒类辨》五卷，皆能羽翼仲景，发明深义。次纂仲景一百一十三方，发明用法。又次采《外台》、《千金》、《圣惠》，一百二十六方，以补仲景之未备，末论妇人、伤寒、小儿痘疹，斯诚仲景之功臣也。厥后杨士瀛撰《伤寒活人总括》七卷，如证治赋、伤寒总括、调理通论，及六经用药、伤寒各证等，编成歌括，其大旨以仲景论，《活人书总括》成书，每条以歌括冠其首，间有附益张、朱二家以外之方法，然据证定方，毫无变通。至宋元时郭白云，撰《伤寒补亡论》二十卷，首设问答，次辨平脉法，次叙六经统论证治，其间有无方者，既补以庞氏常器之说，以下各论治法，多采《素》、《难》、《千金》、《外台》、《活人》等方论，以补仲景之阙略。又有吴蒙斋撰《活人总括》五卷，附有图说，本宋双钟处士、李知先歌括也。其有指掌，亦吴氏所撰，不过以《活人书》中方论，补仲景之未备。其门人熊宗立，改编作十卷，删改语句，其间由熊氏所续论者，乃四时伤寒杂证通用之方，继之妇人、小儿、伤寒方，并无其他发明，以便后学记诵耳。金·成无已注伤寒十卷外，别撰《明理论》四卷，论五十篇，始于发热至劳复，次发明桂枝等方二十首，可谓深得仲景之旨趣也。刘完素撰《伤寒直格》三卷，以干支分配脏腑，又分四类、九气、五邪、运气，有余不足为病等篇，与伤寒不相涉也。次论六经主疗之法，下列药方，益元凉膈等三十四方，推其意，以仲景寒热不分，是书之作，实为一变也。又编《伤寒标本》

二卷，以伤风、伤寒、中暑、中湿为始，至劳复、食复，共四十六条，下集方五十四汤，又无忧丸，治食积、虫积，及增外科方，亦大变仲景之法也。后如张壁《伤寒保命集》二卷，其辨脉、辨伤寒各证等法，及辨方，皆发仲景所未发之义，以深探仲景之奥旨者也。至元李东垣著《伤寒治法举要》一卷，首言冷热、风劳、虚复，续《辨惑伤寒论》，举治法之要三十二条，立补中方一十二方外，又立七方，此虽发明仲景所未发，要其说过于温补，不足取以为法也。王海藏之《此事难知》三卷，得东垣不传之秘，储月积浸，编就成帙。其书首设问答，辨经络脏腑伤寒之源，次辨营卫清浊，气血表里，六经手足并传，用药禁忌之法。又其次辨两手阴阳之脉，三元图式，用针之法，附以杂治，可为不执仲景方论，独能探微索奥，而自成一家之言也。如丹溪撰有《伤寒摘疑问目》一卷，始议脉络，终议证与汤，立论一十九条，此亦仲景阐扬之有益后学者也。如滑伯仁之《伤寒例钞》三卷，先抄“伤寒例”，次“本经总例”，在经入府传变之证，又抄杂例，三阳经，合并病，三阴经例，及阴阳易，瘥后劳食复例，脉例，以脉列证，并附死证三十余条，其论虽无发明，便于后学记诵耳。又有吴绶之《伤寒蕴要》四卷，首叙、或问、运气、察色、验舌、辨脉、六经传变、药性制方、煎服之法、辨伤寒温热、合病并病、两感时气、寒疫、冬温、温毒、湿温、温疟、瘟疫、中暍、中暑、霍乱、痉证、痃证、伤食、虚烦、脚气、皆各有方治，后论伤寒变证，如大头瘟、瘢疹、发黄、发狂、心下满、咳、喘、悸等二十三例，下辨三阳经热等三十六例，辨阴阳二证，至妇人、小儿、伤寒等五十一例，末附用针之法，此书极便俗学寻例检方，其疗法虽多，而实验者鲜。厥后明彭养光，撰《潜溪续编新增伤寒蕴要》二卷，增补各种疗法，及外治法多种，以补原书之不足。元末建安许宏，集《金镜内台方议》十二卷，其一至十卷，议仲景麻黄桂枝汤等方。十一、十二卷，议理中汤、理中丸等方，其说虽以成注为主，然亦多所发明。平阳马宗素撰《伤寒医鉴》一卷，首论证辨脉汗下各法，终以小儿疮疹，共十一条。每条之中，引《活人书》于前，引守真语于后，以辨其非。又撰《伤寒钤法》一卷，托名仲景，以五运六气，生命得病日时，编成字号歌诀，夹入麻桂等汤，妄谈玄学，不合病理，用之反增其害，幸是书早已失传，不致流毒后世。梁镏洪撰《伤寒心要》一卷，及镇阳常德编《伤寒心镜别集》。二公论伤寒，以热病为主，用药多宗辛凉，深得河间之一派。又赵嗣宗著《活人释疑》，是书失传，其辨活人两感伤寒治法之误，又其论合病、并病，伤寒变温热病，能反复发明仲景大旨，其说载刘宗厚《玉机微义》中。其时又有张兼善之《伤寒发明》，黄仲理之《伤寒类证便览》，其书皆发明伤寒，有功仲景之学，王氏准绳皆引用之。他如王日休之《伤寒补遗》，盛启东之《六经证辨》，吕沧州之《伤寒内外编》，张氏《缵绪》二论，中有节取其语，语多至理，惜未见其全书。至明王尧卿著《伤寒类证要略》二卷，其书就仲景六经，取其要而类集之，别无发明。又刘宗厚编《伤寒治例》一卷，其辨伤寒，自发热至循衣摸床止，共病八十七条，末附温疟等病八条，各有治法，于仲景原论之外，而能杂以后贤方治，尤可贵也。如陶华之《伤寒六书》六卷：一《琐言》，二《家秘》，三《杀车槌法》，四《一提金》，五《截江网》，六《明理续论》。汪苓友云，命名俚鄙，辞句重复，辨证不明，方药杂乱。又著《伤寒治例》四卷，《段段金》二卷。徐春甫云，其论类同，别无方治，不足取法。后人朱映壁编《全生集》四卷，集陶氏之唾余，亦无实用。金坛王肯堂，辑《伤寒准绳》八帙，其辨证别脉，立法用药，多采楼全善《医学纲目》之义，而以仲景方论为主，后贤续法附之，伤寒之书，至此可谓详且尽矣。惜其纂注太略，及诸方之义，不能明畅。又如方有执之注《伤寒条辨》八卷，先图说，次削例，又次辨风伤卫，寒伤营，营卫俱伤，六经病证，风温杂病，霍乱，阴阳易瘥后等病。又论痉、湿、暍，及辨脉法，又辨汗吐下、可、不可，后附《本草钞》，其条辨仲景六经文，可谓详且备矣。史訚然著《伤寒论注》十四卷，其所集原方，但宗成氏旧注，所采新方，皆依陶氏槌法，徒尊仲景虚名，实不知仲景奥义耳。如戈维城之著《补天石》二集，其初集《伤寒统辨》，至预防中风，共九十八候，二集恶风恶寒，至百合病，共八十九候，其中有黄耳伤寒，赤膈伤寒，类伤寒，分条辨治，各极其妙，可谓博而详，详而约矣。他如陈养晦之《伤寒五法》五卷，其五法，分经，分传，治例，其审证列方，多有失当。汪苓友云，药不分经，动辄增补，其不通更甚于陶氏杀车槌法，其方药总论五门，直焚其书可也。又如卢之繇著《伤寒金俾疏钞辨》五卷，其辩疏仲景原文，可谓阐发无遗蕴矣。又倪珠龙之集《伤寒汇言》十卷，集诸家发明之学说，以羽翼仲景，畅明经文。至清顺治间，喻嘉言之著《尚论篇》五卷，其辨论畅达，颇多发明，其悖理颠倒仲景原文中之撰次亦不少。同时李士材之《伤寒括要》二卷，如伤寒总论，至肉苛为上卷，五经总论，至中暑、中暍为下卷，末附仲景方，并附杂方五十六，其证备，其法详，其论明而且简，书名括要，可谓名副其实矣。康熙中张隐庵之著《伤寒宗印》八卷，其次序悉依叔和编次，颇多发明，其注赤石脂禹粮石汤，复增太乙禹余粮，议论穿凿，与成注故相执拗，不足取以为法也。如程郊倩之后条辨十五卷，书分六集，注释详明，其间闲话太多，攀引经史百家，及歌曲各书，于原书绝无紧要，至其每承上启下，注释入理之处，亦非浅学所以企及，不可因其所短，而弃其所长也。郑重光之《伤寒辨续注》十二卷，本方氏条辨所阙略者补注之，义理未明者发明之故曰续注，重光另著有《伤寒论辨》三卷，亦多发明。康熙间有钱璜天来，著《伤寒溯源集》十卷，其发明义理，精而且详，能正本溯源，历代注伤寒者，可推此为上乘。张孝培之著《伤寒类疏》，其书不分卷，其大意遵叔和撰次，而类疏之，末附病解类，其注仲景书解，独出己见，而不蹈袭诸家之说，可谓发前人之所未发。张璐玉之著《伤寒缵绪》二论，其法其方，诚可补仲景之未备。其子飞畴，著《伤寒兼证析义》一卷，言中风虚劳胀满之人，有病伤寒者，谓之兼证，设为问答，共十七条，末附十二经八脉，运气方宜等说，极为明备，但其所用方药，亦多偏僻，其时周禹载之著《伤寒三注》十六卷，其书以条辨《尚论篇》二书为主，二书之注，有未尽善，另出己意以补之，书名三注，可谓名称其实也。长洲汪苓友之著《伤寒辨证广注》十四卷，其书曰辨证者，辨仲景论中真伤寒则集之也，曰广注者，广以广其方论。如古今伤寒之书，皆采附也，注以注其正文，不分仲景后贤，其论皆为解释，其方皆为详考者也，至若仲景论真中寒证，另集中寒论三卷，别开生面，亦发明仲景之南针也。他如秦之桢之著《伤寒大白》四卷，其注重伤食，亦一特别识见，确从经验所得。魏荔彤之《伤寒论本义》二十卷，仿方氏例，亦多发明。沈目南之著《伤寒六经辨证治法》八卷，其能阐发经旨，多有发明，末附温热病论四卷，论温论燥，颇多心得。又如尤在泾之著《贯珠集》八卷，其首篇言寒之浅者，仅伤于卫，风之甚者，并及于营，卫之实者，风亦难泄，卫之虚者，寒变不固，但当分病证之有汗无汗，以严麻黄、桂枝之辨，不必执营卫之孰虚孰实，证伤寒中风之殊，立为正治法，权变法，斡旋法，救逆法，类病法，明辨法，杂治法等，仲景著书之旨，如雪亮月明，令人一目了然，前所未有。他如《医宗金鉴》之《伤寒心法》，颇有发明，订正讹误甚多，沈金鳌之《伤寒纲目》十八卷，亦多实验发明，杭州林澜之《伤寒折衷》二十卷，前十二卷集诸家之注解，后八卷类证，采各家之杂论，附《古鉴脉法》。其采王氏准绳为最多，每篇之下，多有折衷之发明。后舒驰远之再重订《伤寒集注》十卷，杂著五卷，其书初稿六卷，成于乾隆，重订于庚午，再重论于庚辰，其间多采前人成法，并无新理发明。嘉庆间吴坤安之著《伤寒指掌》四卷，其书采旧法，以经验发明，增新法，合旧理阐扬，何氏附刊邵仙根之评，再附以发明，铅椠印行，改名《感证宝筏》，可谓名副其实矣。厥后沈尧封著《伤寒论读》十卷，王朴庄著《伤寒论注》六卷，吴仪洛著《伤寒分经》十卷，萧慎斋著《伤寒经论》十卷，陈尧道著《伤寒辨证》五卷，皆有发明。惟日本丹波元简之《伤寒辑义》七卷，其书汇集历圣发明精义，可称最完善之注本，恽氏铁樵加以新学识发明，排印行世。近出《古本伤寒杂病论》十六卷，与仲景自序，谓撰用《素问》九卷，《八十一难》，平脉辨证，为《伤寒杂病论》合十六卷，颇相吻合。夫伤寒原本，在晋王叔和时，已经删改散佚，林亿校本，亦非仲景原文，或以《伤寒》、《金匮》为一书，自林亿校刊，遂分为二。后贤汪家，割裂经文，或以证类方，或以方类病，逞其私智，颠倒篡易，而伤寒真义日益趋于支离灭裂，得此古本完书，可知彼注家妄意指摘，皆武断语也，千载疑窦，一朝大白，且是书湖南刘昆湘，得之于江西张隐君，再由其宗人刘仲迈，取世传最古之宋林亿本校雠之，而湘主席何芸樵公手定付印者，使长沙遗文，仍归之长沙而发皇之，岂亦有先定也。近惑县周歧隐君，已得有是书，爰亟录其佚文一百六十五条，订误七十九条，佚方八十八首，别为一集，名曰《伤寒汲古》，计分三卷，已付印公之于世。俾吾侪同志，并得先睹为快焉。且周歧隐君，曾著《伤寒心解》十卷，未刊行，并制有“伤寒图表”八张，颇多发明，有功于后世。古越何廉臣先生，予之问师也，平时研讨医学，朝夕过从，历三十年如一日，名虽师生，亦可谓莫逆交也。先生喜阅伤寒书，于伤寒一道，尤多心得，其尝刊伤寒丛刊：如丹波元简《伤寒广要》，《伤寒述义》，许叔微《伤寒百证歌注》，及予所藏日本浅田栗园刊本《伤寒论识》，有补以长论，有先生批校，已次第刊印行世。惟《通俗伤寒论》一书，乃山阴俞根初老前辈所著，原书三卷，厚订一本，颇多经验心得，先师爱如珍璧，恐其烟没，益其体例，复将其先师樊开周名医经历验方，及先师四十余年心得学理，治验良方，按证增入以发明之，其缺者补之，讹者正之，并增以调理各法，诚为伤寒巨著，惟当时随编随付医学报社排印，体例前后略有不同，印至中卷之中，停编停印，其中卷之下，及下卷，未刊中止。至民国十八年八月，先师已归道山，以致是书功亏一篑。其哲嗣幼廉世弟，不忍先人未竟之志，烟没不彰，力请炳章助其整理完全，念先师考古证今，发明学理，实验良方，四十余年心血之结晶，且有功后学之巨著，不忍任其湮没，故不辞艰苦。愿力任成之。爰将其前印之稿，依次编述，其原稿有未就缺失者，根据先生平时朝夕讨论之经验学识，为其撰补之，间有实验心得，别列廉勘之后，附入发明，历寒暑两周，始告全部杀青，可谓方法美备，学理新颖，不但四季时病，无一不备，而重要杂证，亦无遗漏，得俞何及末学三人之经验，成伤寒独一无二之大观，在此国医忧患时代得出世，亦可谓不幸中之幸也。

综上所述各书，其有已通行者，或未通行者，或有讹误者，或无实用者，或能发明深义者，炳章不厌其繁，约举辨百余种，其他伤寒温暑等书，就余所藏，约有四百余种，因限于篇幅，不胜再述耳。爰再另编历代伤寒书目考一卷，已附刊《通俗伤寒论》之末，并将有名未见者，或新著待刊者，及余购藏钞印各本，分章别节，列入是编，如伤寒类，集四百八十种，脚气十六种，温暑一百十五种，瘟疫六十三种，痧胀二十五种，霍乱三十一种，合计七百三十四种，每节辄依出版时代先后为次序。俾研究伤寒学者，其间之变迁沿革，得有系统之可循，不但为整理国医时代所需要，而有志研究国医，及各图书馆参考，亦所宜备，书竟付印，年内

出版（注，该书业已出版共计十册布套两函）。爰将编辑之意旨，附录于篇末，并质

海内同志指正为幸。二二·一〇·一五日作成。

（见《国医文献》 1936）

8. 历代伤寒书目考

一、商汉晋隋唐朝计二十种

《伊尹汤液论》四卷 商·伊尹著 汉·张仲景作伤寒用汤液治病师法此书

《仲景广汤液论》十卷 汉·张机仲景著

《仲景大法》四卷 汉·张机仲景著

《伤寒卒病论》十卷 汉·张机仲景撰

《伤寒论》十卷 汉·张机仲景著 见薛立斋书目录

《伤寒钤法》一卷 汉·张机仲景撰 张令韶云，乃元马宗素伪托

《辨伤寒》十卷 汉·张机仲景撰

《辨病要方》二卷 汉·张机撰

《张仲景方论》三十六卷 晋·王叔和编 见高湛《养生论》

《千金伤寒方》二卷 唐·孙思邈著 《千金方》之一

《巢氏伤寒论》一卷 隋·巢元方撰 见《伤寒折衷》附考

《六经要言类方》十六卷　南北朝·崔邸撰

《疗伤寒身验方》一卷　见梁书

《外台伤寒方论》二卷　唐·王焘著　《外台秘要》之一

《张果仙伤寒论》一卷

《玉川子伤寒论》一卷

《伤寒集论方》十卷　著者缺名

《寒总要方》二卷　不著撰人名

《伤寒类要方》十卷　著者佚名

《伤寒辨证集》二卷　不著撰人名

二、宋朝计五十七种

《伤寒总病论》六卷　《伤寒修药法》一卷　《伤寒音训》一卷　宋·庞安时著

《伤寒补亡论》二十卷　宋·郭雍撰

《伤寒微旨》二卷　宋·韩祗和撰

《伤寒论注解》一卷　宋·刘元宾著

《伤寒总括》二卷　宋·刘元宾著

《伤寒论脉诀》二卷　宋·杨介撰

《伤寒摘捷》一卷　缺名

《伤寒类书活人总括》七卷　宋·杨士瀛登父著

《伤寒类证活人书》二十二卷　宋·朱肱撰　《医统正脉》本

《伤寒指微论》五卷　宋·钱乙撰

《伤寒百问》二卷　宋·张松著

《伤寒百问经络图》一卷　著者佚名

《伤寒百问》三卷　题无求子即朱肱大观初所著

《伤寒证辨集》一卷　《宋志》不著撰人名

《伤寒辨疑论》四卷　宋·吴敏修著元许文正公序刊

《伤寒辨疑》五卷　宋·许叔微著

《伤寒百证歌》四卷　宋·许叔微著

《伤寒百证歌注解》五卷　宋·白沙许叔微著

《伤寒发微论注解》二卷　宋·白沙许叔微著

《伤寒九十论》一卷　宋·白沙知可许叔微著

《图翼伤寒论》二卷　宋·学士许叔微知可著

《伤寒辨类》五卷　宋·白沙许叔微知可著

《伤寒必用》二卷　宋·刘温舒著

《伤寒证治》三卷　宋·王实撰　按王系庞安常弟子

《伤寒百问》二卷　宋·李知先次韵成歌名《活人书括》

《伤寒百问歌》九十三首　南宋·钱闻礼撰

《伤寒解惑论》一卷　宋·汤伊才撰

《伤寒要旨》二卷　宋·郑柽撰

《伤寒救俗方》一卷　宋·罗适正撰

《伤寒泻痢要方》一卷　宋·陈孔硕肤仲撰

《伤寒活人指掌》五卷　宋末·吴恕蒙斋撰

《伤寒论赋》一卷　宋·吴恕撰

《伤寒百问》三卷　宋·朱奉议者

《伤寒方口诀》二卷　宋·孙兆撰

《伤寒别次》一卷　宋·沈存中著

《伤寒类纂》二卷　宋·高若讷著

《伤寒秘要》一卷　宋·刘醇著

《伤寒治例》一卷　宋·刘醇著
《证辨伤寒论》一卷　宋·石昌琏著
《伤寒钤法》十卷　宋·李浩著
《长沙石函》遗著　宋·缺名
《伤寒玉鉴新书》二卷　宋·平尧卿著
《伤寒证类要略》二卷　宋·汴人平尧卿著
《曾谊伤寒论》一卷　宋·曾谊著
《伤寒式例》一卷　宋·刘君翰著
《伤寒要论方》一卷　宋·上官均著
《朱坦伤寒论》一卷　宋·朱坦著
《伤寒括要诗》一卷　宋·通真子著
《伤寒手鉴二卷》　宋·田谊卿著
《伤寒阴毒形证诀》一卷
《百中伤寒论》三卷　宋·陈昌允著
《孙王伤寒论方》二卷　宋·宋迪撰
《伤寒慈济集》三卷
《伤寒十劝》一卷　宋·李子建撰
《伤寒类证便览》十卷　宋·陆彦功著

三、金朝计二十种

《伤寒论集注》十卷　金·成无己注
《图解伤寒论》十卷　金·成无己著
《伤寒明理论》三卷方一卷　金·成无己著
《伤寒直格方》二卷　金·刘完素著
《伤寒医鉴》一卷　金·刘完素撰
《伤寒标本》二卷　金·刘完素编

《伤寒心要》一卷　金·刘完素撰

《伤寒标本心法类萃》二卷　金·刘完素撰

《伤寒遗方家秘》二卷　金·著者缺名

《伤寒保命集》三卷　金·张壁洁古撰

《伤寒论》三卷　金·李嗣庆撰

《改正活人书》二卷　金·李嗣庆撰

《伤寒纂类》四卷　金·李嗣庆撰

《伤寒心要》一卷　金·梁镏洪编　即原名张子和《心镜别集》

《伤寒心镜》一卷　金·张从正撰

《六门二法》一卷　金·张从正撰

《伤寒类证》三卷　金·宋云公述

《内外伤辨》三卷　金·东垣李杲明之著

《辨伤寒》一卷　金·徐文伯撰

《伤寒语》一卷　金·缺名

四、元朝计三十种

《伤寒会要》一卷　元·李杲撰

《伤寒治法举要》一卷　元·李东垣著

《东垣伤寒正脉》一卷　元·李杲撰

《五经活法机要》一卷　元·李杲著

《内外伤辨惑论》三卷　元·李杲著

《伤寒摘疑问目》一卷　元·朱丹溪著

《伤寒辨疑》一卷　元·朱震亨彦修著

《伤寒例钞》三卷　元·滑寿伯仁著

《读伤寒论钞》一卷　元·滑寿著

《伤寒蕴要》四卷　元·吴绶著
《此事难知》二卷　元·王海藏著
《伤寒内外篇》二卷　元·沧洲吕元膺著
《伤寒补亡论》三卷　元·徐正善著
《医经溯洄集》一卷　元·王履安道著
《伤寒生意》一卷　元·崇仁熊仲光著
《汤液大法》四卷　元·王好古撰
《伤寒辨惑论》一卷　元·王好古撰
《仲景详辨》一卷　元·王好古撰
《仲景或问》一卷　元·李浩撰
《伤寒大易览》二卷　元·叶如庵撰
《伤寒活人释疑》一卷　元·赵嗣真著
《伤寒心镜别集》一卷　元·镇阳常德编
《伤寒类要》一卷　元·平尧卿著
《伤寒类症要略》二卷　元·汴人王尧卿撰
《伤寒歌括》一卷　元·王翼撰
《金镜内台方议》十二卷　元·许宏撰
《伤寒医鉴》一卷　元·马宗素撰
《伤寒类例》一卷　元·胡勉撰
《郑氏伤寒方》一卷　元·著者缺名
《伤寒论后集》六卷　元·撰者佚名

五、明朝　计九十一种

《证要伤寒论》三卷　明·著者缺名
《伤寒保命集》一卷　明·杜思敬撰
《伤寒指掌》十四卷　明·皇甫中撰

《伤寒钤法》十卷　明·李浩撰

《伤寒活人指掌图论》十卷　宋末·吴恕原著　明初·熊宗立编注

《伤寒运气全书》一卷　明初·熊宗立编撰

《伤寒捷书》一卷　明·仁和陆圻撰

《伤寒全书》五种　明·海虞赵开美编述

《仲景伤寒论》一卷　明·卢颐之著　医种医经之一

《足本伤寒疏钞金碑》十五卷　卢之颐疏钞　曹氏家钞未刊足本

《伤寒全书》五卷　明·余杭陶华节庵著

《伤寒全生集》四卷　明·陶华著

《伤寒六书　》　明·余杭陶华节庵著

《伤寒琐言》一卷　《伤寒家秘的本》一卷　《杀车搥法》一卷《伤寒一提金》一卷　《伤寒截江网》一卷《明理续论》一卷《伤寒九种书》九卷　明·余杭陶华节庵著　即前六书加《伤寒治例直格》一卷　《伤寒治例点点金》一卷　《伤寒直格标本论》一卷

《伤寒五法》五卷　明·陈养晦著　石临初编刊

《伤寒正宗》六卷　明·吴嗣昌懋先撰

《伤寒立法考》一卷　明·王履撰

《伤寒治例》一卷　明·刘纯宗厚撰

《伤寒余论》一卷　明·海宁朱檠撰

《伤寒六经辨证》不分卷　明·永乐盛寅启东著

《伤寒石髓》二卷　明·张兼善著

《伤寒驳参》二卷　明·赵嗣真嘉谟撰

《新增伤寒蕴要续编》二卷　明·潜溪彭养光撰　嘉靖

刻本

《伤寒诸证辨疑》六卷　明·茭山吴球著

《伤寒启蒙》六卷　明·兰谷黄升著

《伤寒指南》二卷　明·三阳王乾著

《伤寒纲目》不分卷　明·三阳王乾著

《伤寒补疑》二卷　明·王日休著

《伤寒类证》一卷　明·黄仲理撰

《伤寒类证》二卷　明·赵道震撰

《伤寒类编》七卷　明·胡朝臣著

《史氏伤寒论注》十四卷　明·史阎然著

《伤寒指南书》六卷　明·叶允仁集

《伤寒活人书括》二卷　明·李知先撰

《伤寒身验方》一卷　明·王泯著

《伤寒要约》二卷　明·史宝撰

《伤寒要格》二卷　明·史宝撰

《伤寒要诀》二卷　明·霍应兆撰

《伤寒家秘心法》二卷　明·姚能懋良撰

《伤寒秘用》二卷　明·彭浩撰

《伤寒书》二卷　明·方炯撰

《伤寒捷法歌》二卷　明·申相撰

《伤寒备览》二卷　明·吴中秀撰

《伤寒汇言》十卷　明·倪洙龙撰

《伤寒会通》四卷　明·沈贞撰

《伤寒准绳》八卷　明·王肯堂撰

《伤寒治例》一卷　明·汪益敬撰

《伤寒撮要》一卷　明·缪存济著

《伤寒撮要》二卷　明·杨恂撰

《伤寒补天石》二卷续编二卷　明·戈维城存橘撰

《伤寒指南》二卷　明·万拱撰

《伤寒全生集》四卷　明·何仁源撰

《伤寒论条辨》八卷，附《或问》一卷，《痉书》一卷，《本草钞》一卷，明·方有执中行撰

《伤寒选录》一卷　明·汪机石山撰

《伤寒翼》二卷　明·程宏宾撰

《伤寒心法大成》四卷　明·会稽龚太宇撰　清·山阴陈肇庵

《伤寒世验法》八卷　明·张春台撰

《伤寒论注》七卷　明·张卿子刊

《伤寒阐要编》二卷　明末·时人撰缺名

《伤寒括要》二卷　明·云间李中梓士材撰　清顺治年刊

《伤寒指掌详解》十四卷　明·邢增捷撰

《伤寒书》一卷　明·方广撰

《长洲伤寒十释》十卷　明·吕复撰

《伤寒摘锦》二卷　明·万全密斋撰

《伤寒纂例》一卷　明·徐彪撰

《伤寒钤法书》一卷　明·高昶撰

《伤寒纂读》二卷　明·王宏翰撰

《伤寒活人心法》四卷　明·著者缺名　明抄本

《伤寒典》二卷　明·会稽张景岳会卿著　景岳全书之一

《增删景岳伤寒》二卷　明·张景岳著　清钱塘诸朝栋

订定钞本

《伤寒发明》二卷　摘录景岳法抄本

《景岳伤寒摘要》二卷　纂者缺名　参合各家精抄本

《伤寒指掌提纲》一卷　《医要集览》之一

《伤寒原理》四卷　明·王仲礼撰

《伤寒直指》四卷　明·马云龙编

《伤寒六书纂要辨疑》四卷　明崇祯·闽中童养学壮吾纂辑　顺治辛丑周亮节精刻　附《活人指掌》河间各法

《内科伤寒秘法》一卷　明·著者缺名　精抄本

《伤寒要诀》一卷　明·著者缺名　精抄本

《仲景伤寒论》原文一卷　明·旧抄精本

《伤寒证治》二卷　明·缺名　精抄原稿本

《伤寒证治明条》二卷　明·王震撰

《伤寒秘笈方》四卷　明天启·无锡钱鸿声起儒著

《刘草窗手足证分配四时说》一卷　明·从化刘邦永撰

《伤寒篇》一卷　明·汪机省之又号石山著　《汪氏医读》之一

六、清朝　附民国计一百九十一种

《伤寒尚论篇四卷尚论后篇》四卷　清初·喻昌嘉言撰

《伤寒答问》一卷　清·西昌喻嘉言撰

《伤寒古方通》二卷　清初·王子接晋三著

《伤寒秘笈方续集》四卷　清·无锡钱维庸鸿声著

《伤寒选方解》二卷　清初·亮宸沈晋垣著

《伤寒要旨》二卷　清·无锡高日震远声著　康熙朝人

《伤寒论类疏》不分卷　清·张孝培著　康熙时人

《陈氏伤寒论注》二卷　清·武林陈亮斯著　康熙朝人未刊

《伤寒三注》十六卷　清康熙·周扬俊禹载著

《伤寒宗印》八卷　清康熙·志聪隐庵撰

《伤寒论集注》六卷　清·张隐庵撰

《伤寒溯源集》十卷　清康熙·虞山钱潢天来注

《伤寒辨证广注》十四卷《中寒论广注》三卷　清康熙·长洲汪琥苓友注

《伤寒论本义》十八卷首末各一卷　清康熙·魏念庭荔彤注

《伤寒六经辨证治法》八卷　清康熙·李沈明宗目南注

《伤寒折衷》十二卷类证八卷　清康熙·仁和林澜观子撰

《伤寒缵论》二卷绪论二卷　清康熙·张璐玉著

《伤寒兼证析义》一卷　清·张璐子倬飞畴著

《伤寒舌鉴》一卷　清·张璐子登诞先纂集

《伤寒典要》二十四卷　清·徐国麟著

《伤寒杂病论》二卷　清·澄塘张畹庵撰　《宝命真诠》之一康熙人

《伤寒择要敲爻歌》一卷　清康熙·李承伦著

《伤寒大白》四卷　清康熙·秦之桢皇士著

《伤寒论注》不分卷　清康熙·徐彬忠可撰

《伤寒论后条辨》十五卷　清康熙·新安程应旄郊倩著

《伤寒论条辨续注》十二卷　清·郑在辛重光注

《伤寒论辨》三卷　清·郑在辛重光注

《伤寒辨证》五卷　清康熙·三原陈素中尧道著

《伤寒医宗承启》六卷　清康熙·歙西吴人驹疏刊　永思堂刊本

《伤寒论直解》六卷附余一卷　清康熙·张锡驹撰

《伤寒经纶集》十卷　清·携李萧熏赓六著

《伤寒摘要》一卷　选《伤寒摘锦》《李氏伤寒总律》《伤寒证治合例》

《伤寒汇考》二十四卷　医部全录之一

《伤寒已任编》二卷　清·高鼓峰著

《伤寒拟论》二卷　清·无锡王殿表佩绅著

《伤寒析义》十四卷　清·无锡吴廷桂东山撰

《伤寒大成》五种　清·吴门张璐父子著　嘉庆辛酉刊本　《缵论》二卷《绪论》二卷　《舌鉴》一卷　《兼证析义》一卷　《诊宗三昧》一卷共五种

《伤寒述微》一卷　清·李栻撰

《伤寒翼》一卷　清·蒋示吉著

《伤寒论注》十七卷　清《御纂医宗金鉴》之一

《伤寒心法》三卷　清《御纂医宗金鉴》之一

《伤寒辨证录》十四卷　清·山阴陈士铎敬之号远公著

《伤寒证治明条》六卷　清·歙县南吴澄师朗著　乾隆朝人

《伤寒篇》一卷　清·钱塘董西园魏如纂述　《医级宝鉴》之一

《伤寒条辨》一卷　同上　清乾隆朝刊，嘉庆年重镌

《伤寒类方》一卷　同上

《伤寒指掌》四卷　清·吴贞坤安著原刻本

《伤寒指掌》四卷　清·吴贞坤安著　吴门陆懋修九芝

重订

《伤寒撮要》四卷　清乾隆·王梦祖竹坪著

《伤寒贯珠集》八卷　清乾隆·吴中尤怡在泾著

《伤寒分经》十卷　清乾隆·武原吴遵程仪洛著

《伤寒集注》六卷　清乾隆·舒诏驰远著

《重订伤寒集注》十卷《杂著》五卷　清·江西舒诏驰远著　初稿成于乾隆　重订于庚午　再重订于庚辰

《伤寒六经定法》一卷　清·舒诏驰远著

《伤寒卒病论读》四卷　清乾隆·嘉善沈又彭尧封钞注

《伤寒第一书》四卷附余二卷　清·会稽车宗辂原著　山阴胡骏宁辑刊

《伤寒论近言》七卷　清乾隆·南海何梦瑶辑刊

《伤寒心悟》四卷　清乾隆·新安汪纯粹撰

《伤寒孝慈备览》一卷　清·汪纯粹撰

《伤寒合璧后集》三卷　清·秀水姚鉴撰　未刊稿本

《伤寒约编》八卷　清·徐大椿灵胎著　《医略六书》之一

《伤寒类方》一卷　清·徐大椿著

《伤寒类方》四卷　清·徐大椿著　潘尉增辑

《伤寒来苏集》六卷《论翼》二卷《附翼》二卷　清乾隆·慈溪柯琴韵伯著

《伤寒祖法》二卷　清·柯韵伯原著　即《伤寒论翼》删定本钞本

《余诠伤寒论翼》二卷　清·柯韵伯原著　清·余景和注解

《寒温条辨》六卷　清·夏邑粟山杨睿玉衡撰

《伤寒论集注》十卷《外篇》四卷　清·王文选撰（辨舌甚精）

《伤寒活人心法》五卷　清·王文选撰（辨舌甚精）

《伤寒辨证集解》八卷　清·黄珏撰

《伤寒论注》四卷　清·朱咏清撰　《医理元枢》之一

《伤寒近编》八卷　清·陈治三农著

《伤寒心印》一卷　清·钱塘愿敏三著

《伤寒辨证抉微》四卷　清·仁和郑伯埙著

《伤寒医鉴》二卷　清·著者缺名

《伤寒辨色观验》二卷　清·著者佚名

《伤寒辑要》一卷　清·著者缺名

《孝慈备览伤寒论论卷》　清·汪惇士著

《伤寒证治明辨》不分卷　清·著者缺名　旧钞本

《伤寒类方》二卷《伤寒证辨》一卷　清·夏白董恕云编

《伤寒医验》六卷　清·成缥子庐云程著

《伤寒捷径》不分卷　清·撰者佚名　嘉庆间抄本

《伤寒论浅注》六卷　清·长乐陈念祖修园撰

《伤寒真方歌括》六卷　清·陈念祖撰

《伤寒医诀串解》六卷　清·陈念祖撰

《长沙方歌括》六卷　清·陈念祖撰

《伤寒心法》不分卷　清·江阴戚圣俞撰

《伤寒论补注》六卷　清·金山顾观光著　武陵山人遗书本

《伤寒杂病论述》一卷　清·金山顾观光著

《时病慈航集》四卷　清·王于圣撰　嘉庆朝人

《伤寒杂病论正义》十八卷　清·会稽孙桢松涛撰　道光甲申序精钞本六册

《伤寒纲目》十八卷　清·沈芊录金鳌撰

《伤寒说意》十卷《伤寒悬解》十四卷　清·黄元御坤载著

《伤寒宗印》六卷　清·渭南严岳莲撰

《伤寒论本旨》九卷　清·会稽章楠虚谷撰

《伤寒论注》六卷　清·王朴庄撰

《伤寒论附余》二卷　清·王朴庄撰

《伤寒例新注》一卷　清·王朴庄撰

《读伤寒论心法》一卷　清·王朴庄撰

《时节气候治病法》一卷《洄澜说》一卷　清·王朴庄著

《伤寒杂病录》十六卷　清·武胡进嗣超著　道光年刊

《伤寒提钩》一卷《伤寒析疑》一卷　清·新安程文囿杏轩述本之一

《伤寒寻源》三卷　清·钱塘吕震名搽村撰

《伤寒集注》九卷《伤寒类编》八卷　清·马良伯冠群著

《伤寒集注辨诬篇》十卷　清·毕节秦克勋著

《伤寒尚论篇辨似》四卷　清·会稽高学山汉峙注

《伤寒方经解》二卷　清·四川姜国伊著

《伤寒恒论》十卷　清·蜀南郑钦安著　光绪丁酉刊

《伤寒补例》二卷　清·周学海之著

《仲景归真》不分卷　清·陈焕堂著

《伤寒点睛》一卷　清·潭怀孟承意著

《伤寒纲要》一卷　上海中医书局铅印　即《伤寒点睛》改名

《伤寒论通解》四卷　清·邹澍润庵撰

《伤寒金匮方解》六卷　清·邹润庵撰

《伤寒辨证直解》八卷　清·张兆嘉撰

《伤寒讲义》六册　清·勇王仲香编　浙江中医专门学校本

《伤寒法眼》二卷　清·岭南飞驼山人著　光绪己亥广州刊本

《伤寒类证》十卷　清·清江关燿南述　光绪丙戌刻《澄园医类初集本》

《伤寒说约》不分卷　清·绍兴俞文起著　下附《针灸穴法》　原稿抄本

《伤寒论经注》七卷　汪壶隐居添标许政敷撰　未刊精抄稿本

《伤寒提要》不分卷　清·不著撰人名　《六经证治各法精钞》一厚本

《感证入门》一卷　清·著者缺名　原稿精抄本

《感证宝筏》四卷　清·苕南吴坤安原著　邵仙根评注　何廉臣增订子幼廉校录

《西塘感证》三卷　清·四明高鼓峰著

《伤寒全书》不分卷　清·著者缺名　《六经证治各法精钞》一厚本

《伤寒浅说》一卷　清·著者缺名　旧精抄本

《仁斋活人书伤寒总括摘钞》一卷　宋·杨士瀛原本摘要本

《伤寒纲要》二卷　清·著者缺名　《摘钞要法》稿本

《伤寒秘诀》二卷　清·著者缺名　《证治分论》原稿抄本

《伤寒要略》二卷　清·著者缺名　旧抄本

《伤寒一提金》《六经证治　捷法》一卷　清·著者缺名　集陶氏法抄本

《删定伤寒论》一卷　清·无锡丁福保编辑

《伤寒论通论》一卷　清·丁福保仲祜编辑

《伤寒百证歌》二卷　清·著者缺名　附《杂诀精钞》一册

《伤寒注证集要》不分卷　清·著者缺名　精抄本

《伤寒活人指掌图摘要》二卷　元·吴蒙斋原本　清摘抄本

《伤寒要论一卷舌鉴》一卷　清·著者缺名　旧抄本

《伤寒诸证》二卷　清朝·南罗国纲辑　乾隆人　《罗氏医镜》之一

《伤寒审证表》一卷　清·包诚兴言撰

《伤寒问答》一卷　清·江苏沈麟汉卿著

《伤寒论浅注补正》七卷　清·陈修园浅注　唐容川补正

《伤寒讲义》六卷　余论一卷　清·长沙郑兆年编次

《六气感证要义》二卷　清·周严伯度撰

《伤寒述微》不分卷　清·李栻撰

《伤寒翼》一卷　清·蒋示吉撰

《伤寒正医录》十卷　清·邵庸济成平辑　三当轩刊

《伤寒摘要》二卷《伤寒分类集成》三卷　清·沈灵犀

编　抄本

《伤寒秘旨》一卷　清·阳湖赵淳著　乾隆刊本

《伤寒三说辨》一卷　清·休甯汪必昌燕亭著　嘉庆年刊

《六淫诸病十》三卷　明·徐春甫撰　徐氏医统之一

《感证集腋》四卷　清·武林毛钟盈辑

《伤寒会参》四卷　清·常德张拱端著　节修园容川之要参以发明

《伤寒论读本》一卷　清·章成选录　抄本

《伤寒新元编》四卷　清·浏阳王立庵撰　民国十一年铅印

《伤寒释义》六卷　清·吴门李缵文注

《切总伤寒》一卷　清·道光廖云溪辑　《医学五则》之一

《伤寒伏阴篇》二卷　清·汉川田宗海著刊

《伤寒古本考》一卷　清·四川成都井研廖平撰

《伤寒杂病论古本》一卷　清·四川井研廖平撰

《伤寒平义》四卷　清·四川成都井研廖平著

《伤寒总论》一卷　补证一卷　清·四川廖平著

《伤寒讲义》二卷　清·四川成都井研廖平著

《仲景三部九候诊法》一卷　清·井研廖平注

《伤寒杂病论章句》十六卷《伤寒杂病论读本》三卷　清·湘潭孙鼎撰中华书局仿宋铅印本

《加批伤寒集注》三卷　清·张隐庵原注　陈莲舫批按　广益书局印行

《伤寒汇注精》华九卷　清·婺源汪莲石著　光绪年

刊本

《百名家注伤寒论》十六卷　清·海门吴考槃编辑　千顷堂石印本

《伤寒杂病指南》二编　清·叶隐衡编纂

《增订伤寒百证歌注》四卷　宋·白沙许叔微原著　清·越医何廉臣增订　子幼廉筱廉校录

《伤寒论识》六卷　日本·浅田栗园著　清·越医何廉臣校刊

《新增伤寒广要》十二卷　日本·丹波元坚著　越医何廉臣增订　子幼廉校刊

《伤寒论述义》五卷　日本·丹波元坚著　越医何廉臣校刊

《通俗伤寒论》十二卷　清·山阴俞根初原本　何廉臣增注　曹炳章参补　幼廉校刊

《伤寒论纲要》二编　清·宝山朱鸿寿编　以新《学理发明》　广东印行《增订伤寒备要》十卷　清乾隆·古瀛施涛源晖编集　民国十八年及门弟子孙录刊　上海中医杂志本

《伤寒六经分证表附方》四张　清·鄞县周歧隐著

《夹阴伤寒论》一卷　民国·四明曹炳章述　抄本

《伤寒研究》四卷　民国·武进恽铁樵著

《伤寒论辑义按》七卷　日本·丹波元简著　武进·恽铁樵按

《伤寒论蜕》一卷　民国·陈无咎著

《伤寒论发微》一册　民国·江阴曹颖甫著

《伤寒论今释》八册　民国·陆渊雷辑　废弃六经气化

倒乱经旨离实验愈远

《伤寒论新注》一册　民国·汉口王和安注　用科学论理发明

《皇汉医学》三卷　日本·汤本求真著　黄严周子溆译述

《皇汉医学》两册　日本·汤本求真著　镇海刘泫泗桥译述

《伤寒论校刊讬》一卷　民国·秦又安著　上海中医书局铅印本

《伤寒论新注》四卷　民国·黟县胡剑华注释　中医书局印行

《仲景学说之分析》不分卷　民国·嘉善叶劲秋著　民国十九年中医书局印

《伤寒讲义》五卷　民国·闽杭包识生著　分章节方法伤寒表进义方论讲义六册

《伤寒新义》一册　民国·山阴祝味菊著　虽参新理论并无实验发明，不切实用

《伤寒方解》一册　民国·山阴祝味菊著

《伤寒纲要讲义》六编　民国·王慎轩著

《伤寒杂病论义疏》十六卷　汉·长沙张仲景原文　清·江西张隐君传述　长沙刘仲迈　昆湘义疏

《伤寒杂病论》十六卷　汉·张仲景原文　民国·长沙刘瑞融、刘昆湘同编校　湘主席何芸樵手写刻本

《伤寒论读法》一卷《微方》一卷　民国·重庆邹趾痕撰　杭州《三三医报》刊本

《伤寒详解》四卷　民国·重庆邹趾痕撰

《伤寒自疗法》一卷　民国·崇义萧屏萍寄著　大众书局印

《伤寒汲古》三卷　民国·鄞县周岐隐纂辑摘录古本伤寒佚文一百六十四条，订误七十九条，佚方八十有八，别为波古三卷

《伤寒心解》六卷　民国·鄞县周岐隐撰

《伤寒图表》八张　民国·鄞县周岐隐编印

七、日本伤寒书计七十七种

《古本伤寒论》一卷　吉益东洞取舍　桃井安贞述

《伤寒论分注》二卷　橘春晖著　一本

《伤寒论外传》三卷　橘春晖著　三本

《伤寒论迩言》一卷　橘春晖著　一本

《伤寒论微辞辨》六卷　花井先生著　六本

《伤寒论反正》二卷　龟井安贞著　一本

《伤寒论特解》六卷　尾州养老著　六本

《伤寒论微四》卷　泰岳先生著　四本

《伤寒译通》一卷　缺名　一本

《伤寒粹言》一卷　桥本节斋著

《伤寒药品体用》二卷　小越先生著　二本

《伤寒启微》六卷　片仓元周著　三本

《伤寒论集成》十卷　山田正珍辑　十本

《伤寒论考》六孝　乾乾堂主人著　文化十三年刊本

《伤寒论私考》八卷　了庵今村著

《伤寒论订正》二卷　了庵今村著

《伤寒论定本》二卷　高谷德彰撰　天明乙巳刊

《伤寒论识》六卷　浅田栗园著

《伤寒辨要》一卷　浅田栗园著

《伤寒辨术》一卷　浅田栗园著

《伤寒杂病辨证》三卷　浅田栗园著

《伤寒翼方》一卷　浅田栗园著

《伤寒吐则》一卷　浅田栗园著

《伤寒论类释》十卷　枣轩水间著

《伤寒论取策》五卷　枣轩水间著

《伤寒论辑义》七卷　丹波元简廉夫著

《伤寒论述义》五卷　丹波元坚著

《伤寒广要》十二卷　丹波元坚著

《和训伤寒论》一卷　晋·王叔和著　日本文林堂刊本

《伤寒论辨正》六卷　中西维忠著

《伤寒论正文辨正》一卷　日本钞本

《伤寒论选注》二卷　泮田世赏著

《标注伤寒论》一卷　小原阑峡撰

《伤寒六经志》一卷　加滕犹龙著

《伤寒论疏义》十二卷　喜多村直宽士栗著　十二本

《伤寒论义疏》十卷　山田业广著　附《伤寒卒病论》《解伤寒论》

《伤寒考据》一卷　山田正珍撰

《伤寒辨证》四卷　中西残斋著

《伤寒后条辨钞译》二卷　陶苋廷美撰　宝历五年刊

《伤寒论解》二卷　日本旧抄本

《伤寒论解故》七卷　月耕道人著　内藤福弥手写本

《伤寒论撮解》一卷　河野通定口授　河野通德笔记

钞本

《伤寒新书》三卷　杉田玄白著　大村玄泽译

《伤寒圆机》四卷　著者缺名

《复圣正文伤寒论》一卷　浅井贞蒲辑

《复古伤寒论征》一卷　天泰狱著

《伤寒论张义》二卷　伊藤大助著

《伤寒论津氏微》二卷　津田赏子延撰　宽政四年刊

《伤寒论实义》四卷　早川宗安著

《伤寒一家言》二卷　经子常撰

《伤寒脤证式》三卷　正俶大亮著

《伤寒论脤证式》一卷　中川故其德著

《修正伤寒全论附论》一卷　中川故其德著

《伤寒全论附录》一卷《伤寒药录》一卷　中川故其德著

《杂病遗编附言》一卷《杂病药录》一卷《遗逸药录》一卷　中川故其德著

《长沙证汇》一卷　田中荣信著　村尾维庵校　温故堂刊

《伤寒初步》一卷　宫本叔著

《伤寒类症鉴别法》一卷　寺尾国平著

《伤寒方机》一卷　东洞吉益著　一本

《伤寒类聚方广义》一卷　尾台逸士超述　一本　系东洞门人

《伤寒类聚方集览》一卷　雉间子炳著　一本

《伤寒名数解》五卷　中西维忠著　五本

《伤寒考》一卷　山田正珍著　一本　表藜阁刊本

《伤寒正文解》三卷　和田东郭著

《补正辑光伤寒论》二卷　东洞吉益著

《医圣方格》五卷附录一卷　《治方佩瑛》一卷　保安玄长编

《伤寒论方》一卷　中泽养亭著　一本

《伤寒论议义》一卷　山田橘井著

《伤寒约言注解》一卷　衡阳先生解

《伤风约言》一卷　椿庵先生著

《伤寒论五注》一卷　日本著者缺名

《伤寒论》刘氏传一卷　著者待考

《伤寒古训传》二卷　著者待考

《伤寒百问》六卷　著者待考

八、附录验舌类计六种

《伤寒金镜录》一卷　元·杜清碧著

《伤寒舌辨》二卷　明·申斗垣著

《伤寒舌镜》三卷　明·宁化王景韩著

《伤寒辨舌法》一卷　清康熙·林澜观子撰　《伤寒折衷》之一

《伤寒舌鉴》一卷　清·长洲张登诞先撰

《伤寒舌鉴图论》一卷　清·吴江徐大椿灵胎著　《医略六书》之一

（见《国医文献》 1936）

9. 辨舌新编（一）

绪论

尝考泰东、西各国，诸大名家之学说，莫不先有理想，而后有实验。医学一道，亦何莫不然。如诊断则听病有筒，诊脉有表，探淋有管，压舌有板，度寒暑有针，食管、尿管、直肠各有探，耳、目、喉、鼻、牙与阴道、肛门俱有镜。此外医家用器，不胜枚举，较之我国四诊之书，精而细，约而明，无非以器具为能事。

然而气化色相，我中医四诊诸书，亦确是精深阅历之言，非模糊影响者可比。而四者之中，惟望色为先，如面部分方位，定形色虽不足以折服新学家，而望舌一端，用以察病，纤毫攸分，较之用器实验，尤为明著，非若切脉凭指之涉于惝恍而杳无可据者比。

经云：舌为心之外候。又云：舌气通于心，舌和则知五味矣。《新灵枢》云：此说非说。何丁君福保之饱看东西诸书，只知东西医之言形迹，而不知中医之言气化耶。揆厥经旨，本指气与外候而言，非指形与内藏而言，明明言气，言外候，则气自气，形自形，外候自外，内藏自内，非拘拘于迹象也可知。

故徐灵胎云：舌为心之外候，苔乃胃之明征，察舌可占正之盛衰，验苔以识邪之出入、有病与否，昭昭若揭。《舌鉴辨证》云：舌居肺上，腠理与肠胃相离腹中，元气熏蒸，蕴酿亲切显露，《新灵枢》亦云：舌与消化器有密切之关系，凡肠胃有病必现于舌苔，参合二说，理精而义亦同焉。

余素不敏，自幼业药，暇辄流览古今医籍，迄今十五年矣。参以平时治验，略有所得，爰撰是编。首列大法一十六条，次以时病各苔歌括，并附拙注，俾便初学入门之诵读。又以认色分经，发明理想，先浅简而后略深，非敢贡高明之研究，第以为初学之导线云尔。

至于精益求精，密益加密，仍当参之四诊诊断诸书，以穷其变，而达其微。庶几审病用药，靡有孓遗矣。是平否乎，用敢录呈贵报。以质博雅诸君，务乞指余之不逮，则余实有厚幸矣。

10. 辨舌新编（二）

辨舌大法　十六条

常苔：欲知其变，先察其常，凡事皆然，辨舌何独有异？故平人无病常苔，宜舌地淡红，舌苔微白隐红，须要红润内充，白苔不厚，或略厚有花，然皆干间断得中，斯为无病之舌，乃火藏金内之象也。一经伤寒，白苔必滑，伤温伤热，红色必外露矣。然无病常见白厚苔者，多里滞脾虚湿胜也。有病而苔不显者多中亏，胃枯液涸也。病本无苔而忽有者，胃浊上泛也。病本有苔而忽无者，肾阴将竭也。

染苔：舌本红曰：偶食酸甜等物，皆能染成膏色，非因病而生也，又如食枇杷则成黄色，然染成之色，必润而不燥，刮之即退。又虚寒舌润能染，若舌苔干燥实热之证，亦不能染也。凡临证欲视病人舌苔润燥，必先禁饮汤水，及灯下看黄苔，亦成白色，不可不知也。

烟苔：凡吸烟之人，无病亦见燥苔。故一经染病，不拘白苔、黄苔必兼灰膏。故白而厚者，中脘素寒或湿痰不化。黄苔薄而滑者，表犹未罢。热未伤，津黄，苔有根地而浊者，邪已入里。若黄浊愈甚，则入里愈深，热邪愈结。黑苔焦枯者，火炽水竭也。汗出不彻，则舌亦焦枯，发汗则焦退。

松腻：松者，无迹揩之即去，为正气将欲化邪；腻者，有形揩之不去为秽浊盘踞中宫，故凡苔糙者，秽浊也；黏者，痰涎也。

滞郁：食滞于中宫，则舌现灰白，滞积甚，则黄厚灰白宜消运，黄厚宜攻下。食消则苔必自退。邪郁于血分则舌红，郁甚则舌紫，紫而枯燥者，血郁热甚也。紫而滑润者，寒郁血瘀也。郁于气分者，则舌浮白而薄也。阳为阴郁则舌青，升阳则青退，阴竭则光亮，阴枯多死。

绞点：苔点凸而起瘰者，袅毒内伏也。凹而缺陷者，藏形委顿也。苔有断纹者，土燥水竭也。苔点如粞者，内有虫䘌也。

偏全：全者，苔铺满地也，为湿痰滞中。偏者，苔或偏内偏外也。凡外有苔而内无者，邪虽入里而尤未深也。内有苔而外无者，里邪虽减胃滞依然也。

歪碎：歪者邪偏一边也。痉痱与偏枯常见。碎者，血痕伤迹也。舌衄与抓伤当辨。如裂纹出血者，血液灼枯也，此内热失治，邪火炽甚者有之，宜急下救阴。如舌尖出血，乃手少阴心经邪热壅盛所致，宜三黄泻心加犀地治之。

胀瘪：胀者，肿也。或水浸，或痰溢，或湿热上蕴。瘪者，瘦也。或心虚，或血微，或内热消肉。

软硬：软者，痿柔也，气液自滋。硬者，强硬也，脉络失养。故舌痿者，软而不能动也。痿而淡红者，宜补气血；深红者，宜凉气血；赤红者，宜清凉脏腑；紫红者，宜寒凉攻泻；鲜红灼红者，宜滋阴降火。惟绛红而痿者，阴亏已极，不治之症。强硬者，如木舌、重舌、肿舌、大舌之类，皆脏腑俱热，而心经尤为热极也。若红舌强硬，为脏腑实热已极。又如燥火内伏，误服温药，则舌根亦强硬，不能言语。或时疫直入三阴，皆里症实热，宜苦寒救补汤急服。

舒缩：舒者，伸也；伸之无力者，气虚也。欲伸如有线吊者，经脉不和，非燥即寒也。如舌根黄尖白，短缩不燥，硬而麻木，欲深不能出者，内风夹痰也。伸而常舐唇者，脾燥也，红舐者，全舌必紫而兼瘀，脏腑为疫毒，内攻逼迫心经，所以舌出口外，时弄不止，或舐上下唇、左右口角，或舐至鼻尖不等，皆宜寒苦清脏泻腑也。偶时伸出弄唇者，中蛇毒也。伸出不收者，痰涎上壅也。缩者卷也，舌本短缩者，厥阴气绝也，外证必囊缩，目睛直视，乃脏腑热极，而肝血竭也。垢腻揩去仍缩者，内有所阻，犹可治也。边卷者，中土燥极也。汤饮润之而仍亘者可治，此病去而舌未和也。

验舌分证大法　八条

部位：《困学随笔》云：凡诊病未按脉，先宜看舌。盖舌者，五脏之脉皆系之，三焦之气皆通之。故无论内伤外感、脏腑营卫，皆有定位。寒热虚实，视之无不了然。吴堃庵曰：满舌属胃，中心亦属胃（《舌鉴辨证》舌中左主胃，右主脾），舌尖属心（《辨证》又有心胞络、小肠、膀胱），舌根属肾（《辨证》主肾、命门、大肠），两旁属肝胆（《辨证》左主肝，右主胆），四畔属脾，舌尖应上焦，舌中应中焦，舌根应下焦，再当分形察色，在脏在腑，是寒是热，察舌辨证，实为诊断学之首要。

形色：吴堃庵曰：白苔属肺，黄胎属胃，绛苔属心，灰黑脾经，紫色肾经，焦紫起刺肝热，青滑肝寒，鲜红胆经，此五色以验五脏之苗窍也。然病情万变，非数言可尽，再参之四诊诸书，及丁君福保诊断学教科与诊断学实地练习法等书则得矣。

寒热：干黄为热（若见黄苔，刮之不净，皆热症也。浅黄腻薄者微热也。干涩深黄厚腻者大热也。芒刺老黄圻裂者热极也），润白为寒（若舌尖上白而厚腻粗涩亦作热治），又如舌黑或肿，或焦而干涩，或卷缩坚硬，黑而芒刺，皆实热也。如黑而兼青，黑而濡滑，黑而柔软，皆寒证也。又如阴寒舌黑苔必湿冷而滑，不燥不渴，不涩不热，脉必沉细，证比足冷，当以四逆汤温之。如舌见黑点黑圈者，水之萌发也。舌根黑者，水将至也，舌心黑者，水已止也。舌全黑如漆光者，是心火热极，而反化水象，即《内经》亢则害，承乃制，死无疑矣。

虚实：经云：邪气盛则实，正气夺则虚。不知病之属实者，其舌必坚敛而苍老。病属虚者，其舌必浮胖而娇嫩。又实热之证，全舌必有黄黑积滞干焦罅裂芒刺等苔。阴虚之证，全舌必绛色无苔。虽有横直罅纹，而舌则短小不等。若全舌无苔，有津湿而光滑，或其苔白色，与舌为一，刮之不起垢腻，口唇必润泽无缝。淡白透明，是虚寒也。如纯熟白舌，光滑无苔，乃脏腑气血皆虚寒也。

真假：真者有质，刮之底色不去。假者无形，一刮底色全无。如白苔黄边舌，刮之见淡红润泽之底，为微邪也。若底留粗涩垢腻，如薄浆腐一层者，是内热也。刮之仍不净，是脾胃真热假寒也（黄色真热，白色假寒）。如白苔上起黑刺，刮之黑色即净，光润不干，亦为真寒假热之症。若白苔黑根而且干厚，刮之不厚，无津燥苔，口渴消水者，真热假寒也。

逆顺：顺则可治，热则难医，如夏月人病黑苔，是时气与邪火，内外炎烁，尚有可生。如冬月黑苔厚刺，正不胜邪，必难救治也。如伤寒初起，二三日先见苔，此心肾之气败绝，内脏真色外现，又如舌全黑而不见赤色者，是水来灭火，皆为必死之症。若白苔中心渐渐黑者，乃邪热传里，红色上渐渐有黑心者，乃湿热瘟疫传变，坏症将至也。大抵尖黑犹轻，根黑最重也。

阴阳：阴虚阳盛者，其苔必干；阳虚阴盛者，其舌必滑。阴虚阳盛而火旺者，其舌必干而燥；阳虚阴盛而火衰者，其舌必滑而湿。

生死：生死之决于脉者，前贤垂询明且备矣。然验之于舌，则尤显而易见也。兹将舌所经验之危症，特汇而录之。舌如去膜猪腰者、舌如镜面者（《舌鉴》曰：舌色红光滑柔嫩无津者是也。良由汗下太过，元津耗伤，宜大剂生脉饮，尚可得生），舌如珠红柿者，舌糙刺如沙皮而干枯燥裂者，舌敛束如荔枝肉而绝无津液者，舌如烘糕者，舌本强者转动不活，而语言謇涩者，以上皆危候也（然危候虽见而执诊者，胸有灼见虚实寒热之纲领，犹可生也）。如舌见白苔如雪花片者脾冷而闭也；如全舌竟无苔，胃气绝也；如舌因误服芩、连而现出人字纹者；如舌卷而囊缩者，以上四症见一必死。然败象虽见，凡吾辈亦宜百不治一症，当作万有一生之想，竭力挽救。修短虽有定数，然返之吾心，可告无愧。

附产舌：凡妇人病产，关于子母安危。凡妊娠不论伤寒杂病，如舌见青色，子已受损伤，胎必不保也。至舌见青黑，子已全死，外证则面如土色，口出秽气，胸闷腹坠而冷，动气略少，甚则气喘，口出臭秽异常，指甲亦见黑色，而母子均不救矣。

（以上二篇见《绍兴医药学报》1908）

临床性论文

11. 霍乱寒热辨证

湿症、热症不可用十滴水等热药。

尝考霍乱一症，原有属寒、属热、属湿之分，自民国八年至今年（即十年），每见夏秋发现之际，其间属热者多，属寒者少。盖近年以来，天气春寒夏凉，淫雨连天，至长夏初秋，亦多忽寒忽热，以致湿遏于外，热伏于内，伏之浅，郁之微，则出从热化而为暑湿，伏暑若伏之深，郁之甚，又感新凉则内伏之热欲出不得。若再客寒外束，内外交讧，其病乃发。轻则发为暑温。如心胸发热，手足木冷，泛泛欲吐，脉沉数，舌边尖红，中白滑，重则卒然清浊混淆，肠胃乃乱，而为霍乱。气道立时闭塞，血络因而凝滞，甚则肢冷脉伏，目陷音嘶，汗淋㿠白立现，阳微欲脱之险象。此非气血枯槁，实气不流行，血肉凝阻而死。故初起亟宜开闭通窍，俾气通血活，邪得外泄，则正自复。昧者不知，邪闭血凝，热深厥深之理，一见肢冷脉伏，即指为寒，又疑为脱。不辨寒热真假，动手桂、附回阳，姜萸止吐，任意乱投。又有好行其德者，复以十滴水、哥啰颠之类，博施济众，以热治热，因此伤生者比比皆然。苟将此药治真寒之霍乱，未始无效。不知近时之霍乱，而热症十居七八，寒症十仅一二，故误投皆能致死。若医家认症的确，用药精当，治不失时，病家冷暖失宜，食守禁忌，本无死症。炳章目睹误于热药而死者多，不忍坐视夭枉，爰将历年经验所得，将霍乱现状之属寒属热，鉴别如下：俾医者审症用药，皆有标准，病家看护服食，知所从违。庶几药不乱投，命不夭枉耳。

（甲）病状鉴别

（一）舌苔　凡初起白苔带青，继则白燥、黄燥，或夹食，舌苔多白腻、黄腻而厚，夹伏热舌边尖红赤。甚则干黑而糙，皆为热证。若苔白滑而润，或灰黑而滑，或灰黄兼白滑，皆为寒为湿。

（二）唇口　凡唇红及唇干燥者为热，唇白及唇润泽者为寒。若口黏燥渴喜凉饮，甚则急求冷水。或口气呼出热者，或随饮茶水即吐泻者，皆为热。口虽燥而不喜多饮，即或饮茶一二口即止，或口气呼出者，皆为寒。

（三）眼目　虽目眶陷而眼白有红丝，及目眦反来者为热。若初起眼白青白，甚则目眶黑陷，而目眦不赤者为寒。

（四）肢体　凡肢体虽冷，摸着有黏澈之汗，且有酸秽气，欲揭去衣被，此里热外寒，甚则烦躁，起卧不安，欲迎凉风，喜卧阴地，皆为热。若肢体冷不阴彻，并不云热，自引衣被盖覆，沉静倦卧不动者为寒。

（五）手指　若手指螺纹有数条陷缝，螺顶亦有凹者，或全手指如冷水浸透之状皆为热。寒证手指螺纹间有瘪者，螺顶亦有凹者，然指上色白，甚则带青蓝色纹者为寒。

（六）胸脘　凡心烦脘闷者为热，心烦脘不闷者为寒。

（七）声音　凡初起大声叫噪不已，俟大泻一二次后，喉音就低如沙声、塞声者为热，不为沙声，但昏迷不言者为寒。

（八）自汗　凡汗出而黏，有腥臊气者为热。若汗不臭，而不大出者为寒。若吐泻不止，至亡阳将死之际，亦有如珠如油之绝汗发出，此热证寒证均有。

（九）呕吐　凡呕吐秽浊食物，味兼酸苦，气亦酸秽。茶水下咽亦吐，皆为湿为食为热。若吐酸味之物，而无酸秽气，惟饮茶水则不即吐，甚则呕清白如水者，皆为寒。

（十）腹痛　凡腹痛实热者多，虚寒者少。如腹痛乍紧乍缓者为热，腹痛绵绵不辍者为寒。

（十一）下利　凡肛热如火，泻下臭秽浊物，或兼腥气，或如黄水，其泻甚速。如水箭之直射者为热。若肛门不热，下利并无臭秽气，泻完略有腥臊气，甚则泻下，澄澈如水者，皆为寒。

（十二）小便　凡小便短赤而热，甚则涓滴为热，小便不热不赤，清淡而长。甚则自遗者为寒。

（十三）转筋　凡转筋挛瘛而痛若脚吊，伸缩不定，亦有屈则不伸，翻覆不定者为热。若转筋止收引，及下身屈曲，安静不动者为寒。

（十四）辨脉　凡霍乱脉多沉，沉紧为寒，沉数为热，至于寒极时细涩，热伏亦细涩。寒证细涩多因吐下而致脱，热证细涩得泻，汗吐下而稍通。须参前证，互考鲜有误也。

试观近时之霍乱，舌色多红，苔多黄燥，皆口渴引饮，吐利臭秽，小便短赤，肛热如火，总核病状，多是内真热而外假寒。虽有肢冷脉伏似寒象，即所谓热深厥深是也。见证既是热证，治宜苦辛开降，岂可妄用十滴水、哥啰颠等热药，以火上加油也。

（乙）急救治法

霍乱病状既有寒热之分，治法亦当分别，治寒证当以温经回阳，治热证当以苦降坚阴，此内服之大法也。若热霍乱初起，心中不畅，欲吐不吐，欲泻不泻，必须引吐引泻，使热毒一出中脘即松。中脘松则四肢必温，如外治以习龙夺命丹，取嚏降浊，且可内服以开其肺气，引吐则开其胃气，泻下则通其脾气。挑刮开其毛孔经络之气，痧药开其脏腑凝瘀之气，总取其通以泻其热气，惟熨搨摩擦之外治各法，无论寒热尚可通用。凡霍乱已转筋，无分寒热，可先用烧酒四两，加樟脑五钱，令人用力摩擦其转戾坚硬之处，擦一时许，导引其伏热达四肢，而筋结舒软，再以盐卤浸之，以杜热邪复炽，使不致转戾矣。

又法：凡热霍乱四肢厥冷者，用吴茱萸一两研细末，和盐卤调涂两手足心，以导引内热达四肢。 或以吴萸、食盐各数两炒热，布包熨拓脐下亦妙。 或用生姜二两，生葱头二两，生萝卜四两，同捣烂如泥，炒热用布包扎，熨运肚腹，如冷再炒再运。俟手足转温为度，以上外治各法，寒证、热证皆可通用，专治寒霍乱内服。以霍乱定中酒、十滴水最妙。外擦四肢弯亦效。如肢冷转筋，以樟脑精酒摩擦，至手足温为度。如厥冷已久，胃气渐败，再用急救雷公散一二分，纳入肚脐内，用生姜一片盖药上。再用艾火灸之，一面接服温经通阳之剂，以助中宫元气（樟脑精酒定中酒、雷公散、飞龙夺命丹，绍城大街和济药局有购）。

（丙）汤剂要方

霍乱通治方　治霍乱舌白，胸中泛泛，周身不畅，欲吐不吐，欲泻不泻，承其尚未吐泻，即服此方。使重者转轻，轻者即愈。

鲜藿香钱半　新会皮钱半　赤茯苓二钱　竹沥半夏钱半　白

蔻仁七分　淡竹茹二钱　广郁金二钱　鲜荷叶包滑石三钱

阴阳水煎，微冷服。

湿霍乱初起方　治湿霍乱初起舌白，上吐下泻，脘闷腹痛，寒热口不渴者，即服此方。

鲜藿香钱半　制川朴一钱　制半夏二钱　鲜荷叶包滑石三钱　白蔻仁八分（冲）　姜炒川连六分　炒黄芩二钱　淡豆豉钱半　紫金片五分（研冲）阴阳水煎，微冷服。

热霍乱初起方　治热霍乱舌灰腻，或黄燥，或边尖红，中薄白。呕吐酸腐食物，心胸燠热，小便短赤，肛门热，下利黄臭粪水，口渴引饮，脉沉数或弦数者，此方主之。

淡豆豉二钱　焦山栀三钱　炒黄芩二钱　姜炒竹茹二钱　藿香钱半　荷叶包滑石三钱　扁豆衣钱半　左金丸钱半（包煎）　飞龙夺命丹一分（冲入）阴阳水煎，冷服。如转筋者，加鲜勒人藤一两。

寒霍乱初起方　治寒霍乱呕吐清水，泻下亦清水，自汗肢冷，喜饮热汤，脉沉细而微，舌白带青者，此方服之。

吴萸六分拌炒川连八分　川桂枝钱半　淡干姜八分　浙茯苓三钱　焦白术二钱　炒白芍三钱　新会皮一钱　霍乱定中酒三分（冲），水煎冷服。

上列四方，为时疫霍乱初起时不及请医，可先照前法认定病状，辨清属热属寒，对证选方服之。若不愈，再请医生施治。炳章就管见所得，发明辨晰，排印分送，以俾人人知有寒热。不致误投药物，故而反复详辨。好善君子，如愿印送，任人翻印。惟校对须要慎重。凡重要处一字之讹，关人生命故耳。

民国十年六月，四明曹炳章附志，若有疑问请赐函绍城西桥南首和济药局转交曹君收。

（见《三三医报》　1924）

12. 瘟痧证治要略

目　录

廿二、急心瘟　廿三、虫癫瘟　廿四、骨眼瘟
廿五、化金瘟　廿六、软脚瘟　廿七、麻脚瘟
廿八、板肠瘟　廿九、烂肠瘟　三十、毒痢瘟

乙　痧胀证治之鉴别

一、吊脚痧　二、绞肠痧　三、抽筋痧
四、羊毛痧　五、斑痧　六、血痧
七、乌痧　八、青筋痧　九、铁痧
十、铜痧　十一、落弓痧　十二、蒲痧
十三、紧痧　十四、晕痧　十五、闷痧
十六、噤口痧　十七、脱阳痧　十八、阴肿痧
十九、扑鹅痧　二十、角弓痧　廿一、瘟痧
廿二、疯痧　廿三、嗜睡痧　廿四、身重痧
廿五、块痛痧　廿六、肿胀痧　廿七、吐泻痧
廿八、阴阳痧　廿九、风痧　卅十、暑痧
卅一、红痧　卅二、暗痧

丙　翻挣杂疫证治之鉴别

子　翻症之证治

一、狼掐翻　二、蜒蚰翻　三、椅子翻
四、扁担翻　五、王瓜翻　六、绕脐翻
七、蚂蚁翻　八、蝼蛄翻　九、羊羔翻
十、马翻　十一、蛇曲驴翻　十二、龟翻
十三、乌纱翻　十四、猴腰翻　十五、鹿翻
十六、骆驼翻　十七、猛虎翻　十八、虫翻
十九、狮子翻　二十、猫翻　廿一、老鹳翻
廿二、老鼠翻　廿三、鹅鸭翻　廿四、喜鹊翻
廿五、蜜蜂翻　廿六、蝎子翻　廿七、秋蝉翻

廿八、蜈蚣翻　廿九、螳螂翻　卅十、蟒蜓翻

卅二、醋猪翻

丑　挣症之证治

一、鸦子挣　二、麻雀挣　三、黄鹰挣

四、乌鸦挣附狗挣　五、鹁鸽挣　六、野雀挣

七、鹰嘴挣　八、长蛇挣　九、虾蟆挣

十、羊毛挣　十一、眠羊挣　十二、猿猴挣

十三、狐狸挣　十四、老鼠挣　十五、莽牛挣

十六、母猪挣　十七、海青挣　十八、兎子挣

十九、缠丝挣　二十、哑吧挣　廿一、白眼挣

廿二、珍珠挣　廿三、挠痒挣　廿四、虮蜡挣

廿五、血溢挣　廿六、雀目挣　廿七、刊刀挣

廿八、佛顶珠挣　廿九、机腿挣　三十、穿心挣

卅一、雍心挣　卅二、疙瘩挣

寅　杂疫之证治

一、锁喉黄　二、搪脖子猴　三、顶杀胀

四、血腥抹心　五、血拥心　六、滚肠

七、吹气　八、抱心疔　九、羊毛疔

十、柳皮疔

第五章　瘟痧之治疗法

甲　外治手习法

一、焠法　二、刮法　三、刺法

四、熨灸　五、拓洗

乙　内服方药法

一、取嚏　二、探吐　三、通闭

四、用药　五、忌宜

第六章　瘟痧之看护法

一、择医　　二、镇静　　三、慎药

四、饮食　　五、卧室　　六、被服

第七章　瘟痧预防法

一、住居　　二、饮食　　三、身体

瘟痧证治要略

绪言

瘟疫名病，自古皆有。痧字病名，古书则无。若痧胀之病，则自古有之。如古之中恶、中暍、中满、寒霍乱、白虎、青筋，皆即今之所为痧也。考痧字名病，始于《医说》。有用蚕蜕纸治痧之法，乃江民莹误为解㑊，虽早为杭堇浦所讥，然亦可见当时痧胀之不多，故略而不详也。厥后崇正时有羊毛痧之蔓延，迨至清初，其病渐盛，自北而南，所以有曰满州病曰翻、曰痧、曰挣等名目，各以方土命名耳。后则立治痧之法，如康熙时王养吾之《痧症全书》，郭右陶之《痧胀玉衡》，乾隆时天台僧之《晰微补化》，嘉庆叶丹平山之《异痧奇方》，陆乐山之《养生镜》，李守先之《七十二翻》，道光时欧阳调津之《治痧要略》及《痧症指微》，何书田之《痧症汇要》，日本岸吟香之《痧症要论》，沈金鳌之《痧症然犀照》等书，或分七十二症，或分四十九症，或重汤药，或重针灸，其大旨皆略相同。惜其所列之病，匪独指疫为痧，甚则举一切杂病，亦统名曰痧。无怪乎近世庸工，将一切风暑寒热之时感，辄用挑痧之法，且不按经穴，随手妄施，误人甚多。讵知疫者无定症之通病也，痧者实证之专名也，名之为正，病将安治。虽然疫与痧其为急性传染病则一，据其病情，皆有寒热虚实，挟内伤、挟外感之别，非可一概混施也。兹就诸家发明，参以临证实验，爰将疫与痧之证治各法，分章别类，胪举于下。

第一章　瘟痧之病源

疫乃感受时行不正之气，即所谓非其时有其气，如春应温而反寒，夏应热而反凉，秋应凉而反热，冬应寒而反大温，而人曰在气交之中，感触即病者，曰伤寒伤风，曰中暑中湿，应时而名，非为疫也。疫者在四时不正气中，复发生一种恶毒疠气，散布于空气之中，从口鼻吸入，或随霪雨下降，流入河井，从饮料而入，既经口鼻吸受，舍于伏脊之内，去表不远，附近于胃，即所谓膜原也。其发病无论老少，类多相似，故曰天行瘟疫也。亦有因平时注意卫生，正气充旺，能抵抗邪气，不染者亦多。痧胀乃仓卒闭塞之病，死亡更速，皆由平时喜饮醇酒，贪令厚味（如猪羊肉）煎炒及臭腐（如霉千层臭腐干）等物，或饮池潦污秽积水，或吸山岚瘴气，或触坑厕臭秽，亦有从口鼻吸入，郁于经络腠理，阻滞他血管流行，其发病之轻重，亦随吸毒之多寡为衡。其为病也，属温属热者多，亦有因贪食肥甘，食后复吃冰水、瓜果、生冷等物，席地当风露卧，内停冷食，外中寒邪，顷刻直入太阴，扰乱中宫，吐泻腹痛交作，即俗所谓吊脚痧、瘪螺痧是也，其为病属阴寒者多。《脉药联珠》云：痧胀之症，多属奇经为病，盖奇经为十二经之支流也。五脏之清气不升，六腑之浊气不降，譬犹五湖四渎，温溢泛滥，尽入江河，而清浊已混，更因水甚土崩，泥砂混扰，流荡不清，井俞壅塞，故其病有痧胀之名。痧胀者，犹沙涨也。总由十二经清浊不分，流溢入于奇经，而奇经脉现，则为痧证也。邪气滞于经络，与脏腑无涉，不当徒用药味攻内，宜先用提刮之法及刺法，使经络既通，然后用药，始堪应手。其论痧证属奇经，未经人道，理实确而可信也。余验痧气从秽气以者，先吐泻而后心腹绞痛为多，从暑气发者，先心腹绞痛而后吐泻为多，从寒气久郁而为火毒发者，先心胸昏闷，痰涎胶结，遍身肿疼难忍，四肢不举，舌强不言为多，此皆痧胀之病理原因也。

第二章　瘟痧之诊断

中医诊断学，首重辨舌察脉，此疫痧与各病皆然，惟诊痧胀，脉舌之外，更须审痧毒，验赤发，探痧邪，兹将各法，条列如下。

（一）辨唇舌　疫邪轻者，即时头痛发热，舌上白苔，宜用温散邪，稍重则苔白厚而燥，或兼淡黄，当用辛凉解散，邪已重者宜汗解。若邪热传里，苔积粉满布，当用达原饮。若不从汗解，内陷入胃者，则舌兼三色，或根先黄，渐至中央，宜三消饮。若舌苔纯黄而厚，或深黄，腹必胀满，小便赤涩。脉实者，以诸承气酌下之。舌由深黄而转黑者，三消饮加清凉之品下之。亦有阳极似阴，虽近火拥被，躁动不常，唇舌必红而燥，目生眵屎，气粗而臭，溺短涩，渴喜冷饮，此伏阳在内，当即下之。如增液承气之类。凡痧胀之舌色淡红者轻，色黄者重，深黄者挟食，淡白者痰湿，深红者内热。亦有急痧，一时昏迷不醒，口噤脉伏，必须辨其唇色，黑者死，紫者重，红者生，白者多气，黄者多食，此辨唇舌法也。

（二）察脉象 瘟疫之脉，传变后与风寒无异，初起时与风寒迥别。盖瘟疫从中道传变，自里出表，一二日脉多沉迟。迨自里出表，脉始不沉不浮而数，或兼弦兼大，而皆不浮，至数模糊不清，沉者邪在里，迟者邪在阴分，此非阴寒，缘热蒸气散，脉不鼓指，但常解热。痧胀因经络气血凝塞，其气不能直达于四末，致有十指麻木，斯时脉必离经，大小不匀，迟速不等，但略浮耳。入血分则沉涩而滞，阻经络则四肢厥冷，脉必沉迟而代。入脏腑则冷汗淋漓，脉必迟微，甚至沉伏，或一手伏为单伏，两手伏为双伏，更有直中经络脏腑，立时昏厥。手足强直，脉皆沉伏，或迟微，急用刮刺，俟其气血流通，脉亦渐复。若脉伏时，必须再诊其两足太冲、趺阳、太溪等穴脉息之有无，或两足俱伏，百难活一，两足未伏，急用刮刺，庶可救也。又如痧胀夹风，则脉浮微数，夹痰则脉滑，夹食则气口紧盛，夹外寒则人迎紧盛，夹内寒则弦迟，夹内热则沉数，此诊痧脉法也。

（三）审痧毒 凡审辨痧毒。当分痧点、痧筋，为两种。

（甲）痧点　凡痧在肌表未发出者，隐隐在皮肤之间。若既发出，必有细细红点状如蚊迹，粒如瘖麸，疏疏累累，密则边片，更有发过一层，复发二三层者，此皆痧毒也，宜焠刮之耶。

（乙）痧筋　凡视痧筋，一在两腿弯，一在两臂弯，一在舌下，余则散于胸胁等处。若痧毒在血分，则痧筋必显现；痧毒在气分，而为食所阻，则痧筋必微现。在气分无食滞者，则痧筋亦乍隐乍现。痧毒结血分，复为积所滞，则痧筋成为粒状隐而不现。入于气者开之，入于血者行之，阻于食者，消而降之，滞而积者，驱而破之，则痧筋无不显。凡两臂弯、两腿弯及舌下有细筋深青色，或深红色，或浅红色，即痧筋是也。刺之有毒血出，则痧毒解矣。

（四）验赤发　凡疫疠痧胀诸恶证，初起时，即解散其发，细细视之。如有赤发，急拔去之，脱去其衣，细看胸背。如有长毛数茎，必尽拔之，盖疫痧之毒，深入营分，发乃血之余，毒焰上炎，故见赤发，甚至硬如棕鬣，亦须知之。

（五）探痧邪　凡初起时，生黄豆细嚼不腥，白矾吮之不涩者，皆痧也。既可试病，又解痧毒。若饮菜油不臭者，为绞肠痧。嚼生芋而甘者，为羊毛痧。神清而嚼姜不辣者，为吊脚痧。凡试疫痧又法，用大雄鸡一只，放病人腹上，以鸡口朝其面，鸡即伏而不动即痧也。痛止，鸡即跳下，并治尸厥、中恶，诚试痧之要法也。

第三章　瘟痧病所之鉴别

瘟疫自中道传变，由里出表，风寒自表入里，传经虽不同，其邪之所在之经，及发病现状，且与伤寒六经略同，惟疫邪自内发外，为内外皆病，或愈或死，故比伤寒甚且速也。夫痧胀之发，其表里寒热起伏虽不同，于寒疫初起，犯于何经，亦无一定，每随邪气接近之经而犯之。侵犯何经，亦必有何经之现状，医明乎此，庶可见证随经施治。知十二经脉起止，即可施焠刮针刺各法，试条列于下。

（一）膀胱经　腰背头项边风府，上巅顶，胀痛难忍，或头痛发热，甚则身大热，小便血，其脉起足小指外侧之端，引经药黄柏、苍术。

（二）胃经　两目红赤如桃，唇干鼻燥，但热不寒，胸中满闷，腹中绞痛，其脉起足次指外间。又一支入足中指外间，又一支入足大指端，引经药葛根、川朴，白芷少用。

（三）胆经　胁肋肿胀，痛连两耳，及耳旁微肿作痛，或耳聋，寒热往来，其脉起足四指间。引经药柴胡、青皮。

（四）脾经　腹中板痛，不能屈伸，四肢无力，身凉而重，泄泻不已，其脉起足大指端。引经药炒白芍。

（五）肾经　痛连腰与外肾，小腹胀硬，或恶寒蜷卧，其脉起足小指。引经药独活、盐、酒。

（六）肝经　胸胁吊痛，下连小腹及两肋肿胀，身沉重，难转侧，晡热内热，甚则吐血，其脉起足大指丛毛上。引经药柴胡、青皮、川芎。

（七）肺经　咳嗽声哑，气逆发呛，痰喘微热，甚则鼻衄。其脉起手大指端，引经药葱白、桔梗，白芷少用。

（八）心经　心痛或胀，额汗如珠而冷，身或寒或热或凉，或昏迷不醒，狂言谵语，其脉起手小指内侧，出其端。引经药独活、细辛。

（九）心包经　或醒或寐，独语一二句，默默昏昏，叫之则应者，其脉起于中指端。引经药柴胡、丹皮。

（十）小肠经　半身疼痛，麻木不仁，小便癃闭，甚则溺血，左足不能屈伸，或身热者，其脉起手小指端，循外侧上行。引经药羌活，宜少用。

（十一）大肠经　半身胀痛，俯仰俱废，左足不能屈伸，及下痢脓血，呕吐身热，其脉起手食指端。引经药白芷，宜少用。

（十二）三焦经　胸腹热胀，揭去衣被，干燥之极，烦躁不宁，卧不安枕，升则口渴，降则便闭。其脉起手无名指端。引经药川芎，宜少用。

第四章　瘟痧种类之鉴别

古人论疫痧翻、挣，种类繁多，各有专书。且近数年来，更复有异疫奇痧之发见，往往考之古书所未载，以致误治枉死者多。兹将散见古籍，及近年发现之罕见奇异疫痧之病状疗法，分列两类如下。

甲　瘟疫证治之鉴别

一、大头瘟

头而壅肿，脑后项腮与目亦赤肿而痛，发热似伤寒，目不能开，咽喉不利，舌烂唇焦，热渴而喘，宜河间双解散全方与之。若邪轻者，普济消毒饮去人参、升、柴，加桑叶、苦丁茶以治之。若头大项肿者，亦名虾蟆瘟，用贯众三钱，黑豆卷钱半，生甘草钱半，姜蚕一钱，芭根二钱，水煎服即愈。

二、哑吧瘟　（清宣统三年闰六月，发见于黑龙江省南门外）

初起颈项微肿即不能言语，若中风状，宜射干兜铃汤（射干、兜铃、桑皮、桔梗、薄荷、花粉、元参、贝母、芦根、枳壳、银花、甘草、蝉衣、姜蚕）主之。便闭加大黄。

三、鸬鹚瘟

是症两腮肿胀，憎寒恶热，外敷用赤小豆、侧柏叶，共捣烂，水醋调敷，服薄荷汤。

四、虾蟆瘟

其症咽喉肿痛，涕唾稠黏，甚则往来寒热，身痛拘急，大便闭结，与捻颈瘟相似，但腹不痛胀为异，宜凉膈散和解攻下。又于初起时，用手腕捋数次，用带将手扎住，不令恶血走散，用针刺少商，并十指近甲正中薄肉上，捻去恶血则愈。外治用侧柏叶汁调蚯蚓粪敷之。

五、龙须瘟

是症喉硬舌强，并牵耳中。急以针刺上，横七针，竖七针，再用朱砂二钱研细，入蜜一匙，烧酒和匀灌之。

六、蟹子瘟

是症喉痛发热，恶心，痛连腮颊，头亦痛，喉旁有疙瘩四散，红丝如蟹爪，压舌针挑之，要挑爪，不挑顶，每爪上一针，令血出。旋以朱砂末搽之再含咽醋少许即愈。如误刺中顶，即为伤蟹盖，必出脓不食而死。

七、捻颈瘟

初起喉痹失音，颈大腹胀，形如虾蟆，宜荆防败毒散（元参、荆芥、防风、羌活、川芎、桔梗、生甘、茯苓、枳壳、前胡、柴胡、姜蚕）加牛蒡子、人中黄。

八、扣颈瘟

又名扣颈伤寒，即如百合病之形，治宜用九气汤（香附、郁金、雄黄）以开膻中之郁，加二陈以开膈中之痰，更加羌活、细辛温肝逐风。鬼箭羽、赤小豆通心包而泄火邪，自愈。

九、肿眼瘟　（清咸丰八年秋发见）

初起忽然目痒，揉之即肿赤不开，感发迅速，一时能传染数百里，不七日自已。邪之轻者，以防风通圣散去芒硝，加麦芽。外以烧酒洗目，初觉痛，再洗遂安，洗毕即可开视矣。

十、黄耳瘟

凡初起耳中策策痛者，风入肾经也。不治，流入肾，卒然变恶寒发热，脊强背直如痉状，宜荆防败毒散（方见七）主之。外治用苦参磨水，滴入耳中，或用猴姜根汁，滴入耳亦佳。

十二、红皮瘟　（民国五年南京发见）

病状似烂喉痧，其证全身之皮通红，红皮上另起大白点如粟状，颗粒疏落，状似大粒白痦，其气短促，目起红丝，亦有不起红丝者，有烂喉者，有不烂喉者。其毒不在喉之烂与不烂，烂者固然毒重，不烂者其毒亦不轻，其病重在心肺二经，因肺不能呼碳吸氧，则心房失收束之力，不能逼血运行，改换毒血，其血不能再入回血管，而遍流于全身之微丝血管，故全身皆显出红皮也。其舌亦紫绛色，即用清解血毒药。如金银花、连翘、鲜生地、鲜大青叶、丹皮、紫草、桑叶、苦杏仁、焦山栀、皂角刺、紫地丁草、蒲公英等味。喉中吹以吊痰之药，如导痰开关散、玉钥匙。或有可望生者，若初起不治，或治不得法，则三日必死，多则至第六日死。

十二、葡萄瘟

初起发于皮肤，结成青紫斑点，色如葡萄，甚则周身头面皆发，久则热毒传胃，牙根出血，舌胎紫绛。初起宜服羚羊角散（羚羊、鲜生地、鲜大青、麦冬、元参、知母、黄芩、薄荷、牛旁子、生甘草、银花、竹叶）清热凉血。久则益胃汤，滋益其内。牙根腐烂，人中白散（人中白煅一两，儿茶五钱，黄柏、薄荷、青黛各三钱，冰片二分半，共为细末）。先用温汤漱净，吹药于上，日六七次，涎从外流者吉，内收者凶。

十三、鲁疮瘟　（汉建武中南阳击鲁所得故名）

初起发热，先发斑疹，头而及身，须臾周匝，状如火疮，或戴白浆，随刺上下，此恶毒之极，须急以好蜜摩疮上，以蜜煎升麻，数数拭之愈。

十四、紫泡瘟

疫毒郁遏于肌腠，不内攻则外溃，日久发为紫泡如圆眼大，或如蚕豆大，溃有紫血，内陷一坑，须刺十手指尖，十脚趾尖，两臂弯，两腿弯，去尽毒血，内服用苏木、泽兰、金银花之类。热毒甚，加牛黄治之。

十五、赤膈瘟

凡胸膈红肿疼痛，发热恶寒，头痛身痛，宜荆防败毒散

（方见七）加赤芍、芩、连、瓜蒌仁、紫荆皮、元参、升麻。若表邪已退，大便燥实，宜凉膈散（连翘、焦栀、黄芩、薄荷、生甘、竹叶、大黄、元明粉）加蒌仁、紫荆皮、枳壳、赤芍、桔梗，肿处宜针刺出血。

十六、瓜瓤瘟

凡胸高胁起，呕血如汁，宜生犀饮（犀角二钱，炒苍术一钱，黄连一钱，黄土五分，鲜大青三钱，金汁水半盏）。大便闭结加大黄；渴加花粉；表热去苍术、黄土，加薄荷、荆芥；便脓血，去苍术，倍黄土，加黄柏；便泻，人中黄代金汁，或以小承气合犀角地黄汤亦妥；大虚者加人参。

十七、疙瘩瘟　（发见于明崇正十六年，又见清光绪卅三年正月盛京一带）

凡疙瘩瘟发块如瘤，遍身流走，朝发夕死，即看腿弯。后有筋突起，红者急深刺出血，紫者无救。旧法用人中黄散（辰砂、雄黄各钱半。人中黄，一两为末），用薄荷桔梗煎汤下，日三服。清盛京将军咨江督，治疙瘩瘟一方，云救活甚多，用罗天鹏军用方（生锦纹五钱，蟾酥二钱，酒发麻黄二钱，公丁一钱，钩籐一钱，薄荷一钱，藿香二钱，滑石一钱，麝香三分，腰黄一钱，茅术二钱，牙皂五分，炙法夏二钱，木瓜一钱，根朴一钱，重楼三钱，扁豆三钱，猺桂五分，天麻三钱，生甘一钱，共为末，糯米煮汤糊为丸如莱菔子大，朱砂二钱为衣），每服三四分，或五六分，不过一钱，用生姜黄土汤送下。口渴加乌梅一枚。此药专治疫毒伏藏膜原，气滞血瘀，结成疙瘩，呕恶喉痛，乍寒乍热，腹痛眩晕，四肢散败，及诸般疫症，服无不效（载《南洋官报》

第七十七期)。

十八、羊毛瘟

初起头痛腹痛，手足强硬麻木，身发寒热、神昏，腰痛作胀，或腰中如一带捆住，或指甲青黑，上吐下泻，或不吐泻，即看头顶有细毛，急拔去，一面用多年熟烟筒，取筒中烟屎油冲水食。如味甜而不辣，或不辣不甜，即服雷击散(二钱)，另用（一分）吹鼻。外擦用新鲜鸡蛋，在蛋壳顶开一小孔，用蛋青擦前心、背心、两腰眼、尾脊骨五处。每处擦三四次，每次用蛋青三四分放手心，用轻力擦完为一次。如背胀痛，即在胀处擦之。如擦后又胀，再擦自安，擦出黑白毛，或如鸡毛管样，不可拔动，用新棉花铺毛上，又用袖子捆好，其毛自落。明崇正十六年，此疫盛行，呼病即亡。八九两月死者数百万，有闽人晓解病由，看膝弯后，有筋突起，紫者无救，红者速刺出血可活云（载谈往)。

十九、杨梅瘟

素有梅疮之遗毒性，复感天行之疠气，忽然遍身发出紫块，形似疙瘩瘟，宜清热解毒汤（黄连、黄芩、白芍、鲜生地、元参、石膏、羌活、知母、生甘、升麻、葛根、土茯苓）下人中黄丸（大黄三两，尿浸人中黄一两，苍术、滑石、桔梗各二钱，元参、川连、防风各五钱，香附钱半，姜炒为末，神曲糊为丸)。每服三钱，开水送下。并刺块出血，如疮烂出血，以千里光草熬膏搽之，并可调服。

二十、肉行瘟

初起头痛发热，恶心口渴，神昏欲寐，四肢不举，其肉推之则一堆，平之则如故。盖人身之肉，应脾属土，土燥则崩，土湿则流，其邪感于血脉肌肉，由血枯而感不正之气，当补气血而祛风，宜行气活血汤（鲜生地、归身、首乌、赤芍、枸杞子、鲜大青、丹皮、羌活、秦艽）若纯用发散之药，立死无疑。

二十一、结胁瘟

初起但胁肋疼痛，余无所苦，甚恶不治，宜即用萝卜切片，蘸烧酒擦痛处，出痧即愈。又方：用豆油一大钟，铜杓内熬三分之一，服之愈。

二十二、急心瘟　（清同治二年正月发见）

初起状如霍乱，身壮热，头汗出，呕吐。忽然心慌气促，得之一日可治，二三日即死。若迟治、误治则心紧汗出，不识人事而死矣。京师传刻一丸方：用赤芍四两，藿香、檀香、降香、细辛各一两，苍术、陈皮、厚朴、槟榔、贯众各二两，郁金、朱砂、雄黄、人中黄各一两共为末，炼蜜为丸，雀卵大。每用以白开水研化，服一丸，一日服二三丸，而病失矣。此疫传染甚速，且病情如一，脉乍大乍小，或伏而沉紧，或浮而弦长。家有一病，即能传染全家。

二十三、虫颠瘟　（清咸丰八年发见）

凡人一经感受，即昏迷不识人，扬手踯足，目瞪妄语，两手于身如捕捉虫蚁，或觅刀杖，欲火燎虫，外无渴热之形。误用热药，顷刻即死，宜达原饮（厚朴、槟榔、草果仁、知母、黄芩、白芍、生甘草）加鲜生地、鲜菖蒲、郁金、川贝、僵蚕与之，先令服大黄汁半盏，继进以药。一剂醒，二剂愈。

二十四、骨眼瘟

初觉头昏心乱烦躁，渐而心腹疼痛，即是此症。有急性、慢性之分。急性者，立刻殒命，急以针刺大眼角内白皮及两耳梢、鼻尖、脑门、太阳穴，见血即愈（按即宜挑破皮，捻出血，不可直刺深入为要）。

二十五、化金瘟

此症初觉，即昏不知人，不治即死。急以生豆令嚼，味甘美不腥即是。治以幕上有河字钱一文，放入喉中即化，有化至三四枚而愈者。

二十六、软脚瘟

此湿热之变证，便清泄白，足肿难移是也，宜苍术白虎汤（苍术、石膏、知母、粳米、甘草）主之。按此热邪夹湿，传经侵于脾胃，故热利清水，足肿而疼，外证必有热形，以苍术燥湿，白虎撤热甚然。

二十七、麻脚瘟　（清道光二年发见）

初起呼足麻木，舌即强不能言而倒，麻至心即死。市上交易，一手执物，一手收钱，收钱者倒毙，执物者惊走，亦死于道旁，宜即服红灵丹及雷击散（药肆皆有）。杨振祖《普济方》云：骨麻瘟，从顶麻至心及足膝而死。以人粪浇灰研末，豆腐浆调饮即止。外治以银针刺病者手足四弯出黑血，舌强者刺舌下黑筋，血出即能言，再服荆防败毒散。（方见七）其病若失，又有手足麻瘟，先少腹痛，作羊毛瘟挑之无血，随作疙瘩，手足麻，麻至不知人而死，急令人以足踏病者手之三关脉上（男左女右），用力踏勿放，待四肢不麻，病人自觉心头火发，方可放之，自愈。

二十八、板肠瘟

初起如伤寒热病，三四日小腹胀满，若不即治，数日必死。用麻一缕，先自两尖头，刮至手腕，刮出紫疙瘩，用针刺破，挤去恶血，男先左，女先右，又自咽窝刮至脐下，刺如前，即时得汗愈。

二十九、烂肠瘟

初起胁肋痛，痛极则发寒热，此瘟邪不能外攻上透，伏着于胃之膜络，盖胃之下口接小肠，小肠下口接大肠，大肠之下接膀胱出溺之处，后接直肠出粪之处。邪盛热极，不能下降，是时急用银花、连翘、石膏、竹叶、灯心以清心火，再用五虎丹下之。若上部不清，痧毒难解，先以滑石一钱，麻油一两和服，以吐尽黏溃为度，方可下之。不即医治，必先由胃口延烂至脾及大小肠，饮食不进，至大小便出血，已无救矣。治后若有余邪，流入脾及大小肠等处，必须按明痛处，以蒜片垫艾灸之，以散其邪。在夏月不可灸，宜刮刺出血而愈。

三十、毒痢瘟

初起腰酸身痛而热，二三日后腹痛后重，下痢脓血，脐腹急疼，时时欲利，治如不当，变利红水、黑水而死。非平日秋痢可以绵延时日。初病时，先服吴氏三消饮一剂。若表证去，痢仍在者，以秘录治痢饮（当归酒炒、白芍酒炒、各二两，槟榔、厚朴各三钱，车前子、莱菔子炒各二钱，银花、沙糖炒八钱，广木香一寸磨汁，浓煎四杯，日夜分四次服）。加减与之。如红痢火甚，加酒蒸大黄冲服。如发呕者为难治，当用蒜头切片贴脐上，艾火灸三五壮，或吴萸五分，炒川连一钱。如白痢如鱼脑，加白槿花三钱，炙甘草一钱煎服，愈。

以上所述，皆具有特别现状之疫症而言。若普通寒疫、热疫之治法，则仍须考求《瘟疫论》及《疫症一得》、《松峰说疫》、《寒疫合编》等书为要，余不具论，阅者谅之。

又有感受瘟疫，视其症脉不至于死，而突然无气身直，甚至无脉，且不可惊慌，视为命终，此疫厥也。急用腊月雄狐胆，温水研灌，即活。若牙关已闭，即用乌梅擦，而搅开灌之。更须先针少商穴，并十指上薄肉，捻去恶血。用猪牙皂末，吹鼻取嚏。或用飞龙夺命丹吹鼻可活。按狐胆北京满蒙等处有购，治急性瘟疫，亦须预备。

乙　痧胀证治之鉴别

一、吊脚痧

俗名瘪螺痧，即古之寒霍乱是也。初起或吐或泻，或吐泻并作，有腹痛者，有腹不痛者，吐泻数次后，即两腿抽搐，手足拘挛，痛愈甚，抽亦愈甚，顷刻肌肉尽削，渐觉气短声嘶，眼窠深陷，渴欲饮冷，周身冷汗如冰，六脉渐无，十指螺纹瘪陷。其症乃寒邪直中三阴，甚则半日即死。或夕发旦死，其治法与温痧热痧不同，脉舌病状，亦与诸痧迥别，兹将其病状脉舌疗法，条分于后。方药详细各法，宜再考徐子默《吊脚痧方论》自明。

（子）气闷　凡暑热之时，切忌饱食贪凉露卧，或微觉不爽，胸中泛泛，顷刻非吐即泻。承其周身不爽，尚未吐泻者，宜即用鲜藿香、白蔻仁、广皮、广木香、焦六曲干、姜半夏等味煎服之。重者转轻，轻者即愈。或服圣治丸（炒居术、制川朴，各二两。老贡檀、降香各一两。广皮二两，共为末，以杜藿香六两用鲜加倍煎浓汁泛丸如黄豆大）二三钱，细嚼和津咽下，药力到即止。此方治中秽湿霍乱最效。

（丑）吐泻　吐者轻，泻者重，先吐后泻，先泻后吐者皆重。吐泻一二次即止者轻，吐泻三四次不止者重。若吐泻一二次。手足即冷，脉渐细隐亦重。吐泻三四次，手足温和，脉仍分明者，尚轻可治。

（寅）厥冷　寒结中宫，上冲于胃，则胃窍闭，故作吐。下冲于脾，则脾窍闭，故作泻。脾胃为中土，能旁达四肢，中土一衰，则无气四布，而先冷足后冷手，先冷足者，重在脾肾，先冷手者，重在脾肺，四肢厥冷，经络之气闭矣。经络气闭，则寒邪踞住要路，不使正气出入，血液因受冷逼而凝，故筋脉渐缩，而不能伸也。若当时急用霍乱定中酒（大茴香、广木香、公丁香、陈广皮各三钱，研粗末。白洋樟、鸦片末各三钱。用烧酒一斤，浸二星期，必须每日将瓶口塞紧，动摇一次，然后搓滤去渣，再加入太仓薄荷油一钱，搅匀听用。专治吊脚、瘪螺、绞肠诸痧，及胃脘寒痛，用此酒五分，加白糖少许，开水冲服，即瘥。外擦四弯，立能舒筋定痛，通络回阳，皆屡试屡效），涂擦手足弯，及背胁等处，即能转冷为温，如厥冷久，气渐败，再用急救雷公散（上猺桂心八钱，母丁香一两二钱，倭硫磺五钱，吴萸一两八钱，当门香四钱，上药各研极细末和匀，每服二三分，纳入肚脐内，外用膏盖贴，即愈。或症重手足厥冷，不省人事，用炒热盐放膏上，或用生姜盖膏上，再用艾火灸之，则药力愈速。惟此药不能可吃，孕妇忌用）一分，填入脐内，外用生姜一厚片盖脐上，用艾绒如绿豆大放姜上，灸十余壮。腹中若温暖，接服温经通阳之药以助气，亦须重用姜桂（定中酒、雷公散、绍城和济局有购）。

（卯）抽掣　凡属热证之筋脉抽掣，必不甚痛，而手足温和，寒证之筋脉抽掣，必大痛，而手足作冷。若先吐泻而后抽掣者，无论手足温与不温，皆属寒证。若未吐下，手足先冷，后抽掣者，更为寒证。亦有不抽掣者，一为寒轻，一为气败，再审外象轻重，以决生死。

（辰）烦躁　大抵阴不犯阳，则清气安于上，而无吐症。阳不陷阴，则浊气安于下，而无泻症。若见吐泻，则清浊混淆，阴阳易位，三焦失其所司，胸中亦反格塞气闷，迨至龙雷之火上腾，其人必须躁渴，欲饮冷，甚则或撤衣被，此内真寒，外假热之格阳证也。即吊脚痧用热药之理，深得仲景治三阴之要旨也。若误进凉剂生冷，是速其死也，医者不可不知。

（巳）舌色　凡热霍乱之舌色多红，吊脚痧之舌色多白，缘寒邪结于胸中，故现白苔。如病初起舌上无苔，虽极口渴，舌必不燥，而后现白苔，因寒邪已透发也，仍宜用温药。若转黄苔，方可用清凉。凡纯用阳药，如用桂不用芍，用姜附不用归、芍、苓、牡，则阳药固能治寒，而太过亦能伤阴，每见多服热药后，舌现镜面红色，内仍杂白苔成堆者，盖胃中之寒邪未尽，肾中之阴津已涸也，最为难治。此为纯用温热者戒。

（午）脉象　若一见吐泻，六脉尽伏。重按如鱼翔虾游为最重，或病虽未发，寒邪已中入，脉现沉细如丝，亦为危候。其外象必冷汗频出，周身如冰，脱在顷刻间矣。或病势虽重，六脉虽细，犹可分明者，尚可救治。若尽伏之脉，因进药而顿起，反洪大者亦死，微续者可生。至脉复之后，必须手足转温，吐泻渐止，方可无虑。亦有两寸洪大而兼数，关尺模糊兼泄泻者，为吊脚痧之格阳证，人必烦躁发狂，渴欲饮冷，更须辨其寸关洪大而有力无力，有力者按之如有线索，尚为可救，无力者按之东荡西泛，不循线索，则难治矣。

（未）疗法　治吊脚痧之法，首在温经通阳，以祛寒邪，而归纳阴火。凡选用诸方，然必合众方以相参，主一方以用药。如大小建中汤，以建立其中气者，中气虚寒，胸中作痞，须参用之桂枝汤、四逆汤、吴茱萸汤。则四肢厥冷，阴寒下利，腹中疼痛者，亦宜取用真武汤，则取镇定北方，不使阴寒水势上泛。参附汤、姜附汤，则治冷汗欲脱，元气尽败，救阳中之阳也。十四味建中汤、六味回阳汤，则救阴竭阳危，阴阳并脱也。黄连进退汤、乌梅丸，则救阴伤口渴烦躁，呕吐下利，中脘隔住，津液不能上潮也。以上数方为主，症轻者分两轻，症重者分两重，随兼症加减用药，庶几不泥古，而不离于古矣。

（申）守服药　吊脚冰水之重症，与常病不同，初煎不效，二煎再进无益，必须加重另煎头煎以服之。若服后诸症悉平，须改用养阴凉剂，不可见其有效再增服一剂。若误用轻剂，药性只到胸前，反助其浮阳，二者反之，皆能致死。假如服药后，手足须温，如不温，吐泻须止。若不能止，要胸中宽松不痛，手足不吊为减轻。又如病势盛时进药，须尝之味辣，方可服之。再病有因津液下迫而口渴，阴火上升而烦躁，若热药热服，恐拒而不下。随饮随吐者有之，必须热药冷服，且药味尤要上品即辣，否则反为寒助矣。盖热药冷服，冷味可去浮阳，热性可散阴寒，阳无阴不入，无阳不化，所以仲景于四逆汤中，有加猪胆汁之法，亦即此意也。

二、绞肠痧

心腹绞切大痛，或如板硬，或如绳转，或如锥刺，痛如刀割，痛极难忍，轻者亦微微绞痛，肚痛异常。外治宜针刺放血，内服宜宝花散（郁金、细辛、降香、荆芥）煎服。先用沉香丸（沉香、槟榔各五钱。莱菔、川朴、枳实各七钱，三棱、莪术、天仙子、广皮各六钱，蔻仁、乌药各四钱。木香二钱，姜黄五钱，共为末，水泛为丸，每服三十丸。砂仁汤稍冷服，专治痧症气急，胸腹胀痛，迷闷昏沉等症）。清茶稍冷饮之，并再投散痧解毒、活血顺气之剂，即愈。

三、抽筋痧

先两足筋抽疼，后忽一身青筋胀起如筋粗，必须处处大放毒血，宜丁香阿魏丸（五灵脂、莱菔子、山楂子、神曲、青皮各一两，莪术、川朴各八钱，三棱、槟榔各七钱，蔻仁、乌药、姜黄各五钱，沉香、木香各三钱，阿魏二钱，丁香一钱，为末，水泛为丸，每服一钱，紫荆皮汤下。治痧有食积成块，痛而不已，推上移下，日久叫喊，筋脉抽掣，此方主之），凉茶吞服三钱。

四、羊毛痧

凡天气炎热，露体贪乘凉风，游丝沾着皮肉，钻入毫窍，无论头面、胸背、腰胯、手足，卒然刺痛，刻急一刻，发时心中难过，口吐白沫，以雄黄二钱，青布包之，蘸热烧酒在前后心四围擦之。自大取小，归于当中，重擦之，必有羊毛沾于布上。若前后心有一簇红点子，即针挑之，随服五毒散（紫背天葵子、紫花地丁、蒲公英、野菊花各钱半，银花三钱，加酒引）。

五、斑痧

头晕眼花，恶心呕吐，身有红紫色斑痧，此痧毒在血分。急用刮放各法，即服清凉至宝饮（薄荷、骨皮、丹皮、焦栀、元参、细辛、花粉），迟而渐入于里，必发黑斑，周时不治，必口吐黯血，刺之无血，而无救矣。此又名五紧痧，因五脏俱受毒也。

六、血痧

胸中胀闷，饮食俱废，两胁疼甚，口中尝吐淡红血沫，如西瓜瓤，宜净乳香为君，佐以茜草、寄奴之类治之。又有血逆上行，心内无伤者吐鲜血，有伤者呕紫血，宜刺两间使穴、两大陵穴出微血。若心中大痛，再用滑石末三钱，以麻油调服，吐出血痰。如不痛，不服药亦可愈。

七、乌痧

面目黧黑，身有黑斑，毒在脏腑，气滞血凝，以致疼痛难忍，因受寒而发者，先发寒战，牙齿眼白俱黑，周身四肢俱胀痛，甚则胀痛入腹，延至周时，不治则死。因受热而发者，先身热如火，牙齿眼白亦黑，先由四肢胀痛，后入腹者，半日不治即死，通治宜服阿魏丸（方见三）。外治以三指拍曲池穴（即臂弯），一路拍上至臂臑，拍出黑块，不拘多少，刺出黑血，寒证用鸡毛向喉中搅令作呕，呕出黏痰而愈。热症用麻油四两，滑石末三钱，和服之，吐出臭水而愈。

八、青筋痧

遍身青筋，痧发时面色如靛，甚则满身青筋胀起，粗如筋状，其痛自小腹起，攻上胸胁，困倦不堪，宜急刺两臂弯，两足弯，令出黑血，并服涤痧丸（用千年石灰，去杂色泥土为末，水飞过丸如梧桐子大）。每服五十丸，用烧酒送下。

九、铁痧

头面俱黑，手足十指如锅煤色，其周身血液凝滞故也。

急刺委中，令出黑血，用烧酒擦周身。

十、铜痧

浑身上下，头面眼珠，尽如姜黄色，目直视，四肢僵直，六脉似有如无。一时又如沸羹，大小便闭，淹淹欲死，急服涤痧丸（方见八）五十丸，刺指臂曲池穴，足弯委中穴，令出黑血，再服枳实大黄汤（赤芍、陈皮、桃仁、枳实、茵陈、黄芩、瓜蒌、银花、焦栀、连翘各一钱，大黄三钱），水煎微温服。

十一、落弓痧

忽然昏闷不醒或痰喘不已，眼目上吊，宜用实花散（方见二）加砂仁、清煎冷服而醒。再扶起放痧，去其紫黑毒血。又用防风散痧汤（防风、荆芥、陈皮、银花、蝉衣、红花、泽兰）加丹参、山楂、菔子而安。

十二、蒲痧

初起跌倒，牙关紧闭，不省人事，捧心拱起，鼻煽耳鸣，急宜大放毒血，宜阿魏丸（延胡索、苏木、灵脂、莱菔子、天仙子各一两。莪术、广皮、三棱、枳实、川朴、槟榔、姜黄各七钱，乌药五钱，降香、沉香各三钱，阿魏二钱，香附四钱为末，水泛为丸，砂仁汤下。专治食积壅阻，气滞血凝，痧毒瘀痛难忍头面黑色。手足俱肿。胸腹胀闷等症）或沉香阿魏丸（灵脂、广皮各一两，青皮、天仙子、三棱、莪术、姜黄各七钱，枳实六钱，蔻仁、乌药各五钱，木香、沉香各二钱，阿魏一钱，制法同，沉香丸专治气壅血阻，昏迷不醒，遍身沉重，不能转侧等症）、苏术散（苏木、刺蒺藜、延胡、桃仁、红花、羌活、降香、姜黄、赤芍、大黄、灵脂、香附、乌药、莪术、陈皮、青皮、角刺为末），每服三钱，清酒调下。

其痛甚急，霎时晕倒不过半刻即死，宜急放血焠刮，宜服涤痧丸，或可救。

十四、晕痧

一时头晕眼暗，昏迷跌倒，乃痧毒所攻。必致败坏脏腑甚急，此因毒血与食积痰气结聚，心腹胸膈，经络不通，刺之血不流，刮之痧毒不显，宜服沉香丸、沉香阿魏丸主之。

十五、闷痧

痧毒冲心忽发，晕闷倒地，似中暑中风状，昏迷不醒，不治即时而毙，急投涤痧丸。如晕不醒，必须审其果系何因，先用宝花散、沉香阿魏丸灌，然后再用刮放毒血而痊。

十六、噤口痧

默默不语，语亦无声，形如哑子，此乃痧毒壅盛，热痰上升，阻逆肺气管，故咽喉闭塞。先用导痰开关散四分（细牙皂一两，去皮弦，直姜蚕五钱，枯矾五钱，土牛膝根汁末一两，取根捣汁去渣，将汁晒干研末，上药共研极细末听用）（和济局已备）开水调灌，引去痰涎，即能开声。外治宜刺放其毒血，内服宜陈皮厚朴汤（陈皮、青皮、山楂、厚朴、乌药），痰多加贝母、芥子，口渴加薄荷、花粉，血凝加香附、桃仁、延胡，痧筋不现加细辛、荆芥。

十七、脱阳痧

小腹急痛，肾囊瘪缩，面黑气短，自汗肢冷，急用连须葱白三茎研烂，酒四碗煮一碗，作三服。又用炒盐熨脐气海穴，令卫气温暖自愈。

十八、阴肿痧

妇女癸水来时，感触风寒秽恶及惊恐恼怒，郁火无由发泄，结成此症。初起阴户微痛而胀，小便闭塞，肿起青筋，四五日后，胀急如臌，身热饮食不进，用利小便退热药，反呕出痰涎，下仍闭塞，过八九日则不治。治法当以针刺玉门，针头向上，刺入二分，切勿向下。俟渗出微血，小便随手而出，即时热退清痰，不必服药，或再以磁器刮阴户两旁，出紫块而除根。若腹上青筋胀急，用紫石英末、艾绒，各一两，铜杓炒热，包绢熨小腹下，再以温汤洗澡，自然渗出痰涎而愈矣。

十九、扑鹅痧

痰涎壅盛，气急发喘，喉声如锯，痛若鹅喉。但鹅喉之症，喉内肿胀，痧则只如鹅喉之痛，而不肿胀，又形似急喉风，但喉风之症，痛而不遗，痧则痛无一定，且痧有痧筋，鹅喉风俱无痧筋，此可辨也。此三焦心包络之痧，于臂指青筋刺十针，腿弯青筋刺三针，出紫血，用沉香郁金散（郁金、沉香、木香各一钱，乌药三钱，降香二钱，细辛五钱，共为末），每服二钱，砂仁汤冷服，或兼服救苦丹（枳实、莱菔各一两，郁金二钱，乌药、连翘各八分，共为末，清茶稍冷送下。外吹冰硼散。又用荆芥银花汤，刘寄奴、荆芥、红花、香附、茜草、丹皮、赤芍各一钱，乌药五钱，蒺藜八分），水煎微冷饮。三剂而不平，附冰硼散方（天竺黄二钱，飞月石二钱，朱砂一分，元明粉八厘，冰片五厘，共研末，吹喉中）。

二十、角弓痧

心胸胀极，痧毒内攻，故头项而上，形如角弓反张，是脏腑已坏，死症也。然反复试验，又得一治法，胸腹胀满，自不必言，身难转侧，或手足拘挛，不能屈伸，有时蜷缩，有时反张，急将毛青布一块，蘸油烧抹其手足拘急处，再口含火酒，喷其通体，少顷定觉舒展松动，然后用药，或可回生，宜兼服宝花散（郁金二钱，细辛一两，降香三钱，荆芥五钱，共为末），每次三匙，清茶调下。或三香散（木香、檀香、沉香，等分为末），每服五分，砂仁汤微冷送下。

二十一、瘟痧

寒气郁伏于肌肤血肉之中，至春而发，变为瘟症，是名瘟痧，又暑热伤感，凝滞于肌肤血肉之中，至秋而发，亦名瘟痧。但秋时发者，最能传染，其发也，必恶寒热，或腹痛或不痛，似疟非疟，或气急发喘，头面肿胀，胸膈饱闷，或变下痢脓血，轻者牵连岁月，危者急一时，治宜放血消食积为主。俟痧毒已泄，然后和解清理，除其寒热，再健脾养血。忌饮热汤，用阴阳水一碗，加明矾三分饮之。又投阿魏丸，微冷饮之。少愈，至次日痧筋复现，刺十指尖十针，臂弯二针，又投以活血解毒之品，诸症渐安。

二十二、疯痧

疯痧者，天地之疠气，蕴于血肉，散于肌表，留于经络，面目颓败，手足蜷挛，眉毛俱脱，形似麻疯，即疯痧也。宜用金银花六钱，苦参四钱，川牛膝三钱，赤芍、红花、生地各二钱，黄芩、角刺各一钱，日日服之，以渐而痊。

二十三、嗜睡痧

心烦嗜睡，痧气冲于心胸故心烦，或嗜睡，此慢性痧症。若误以心烦嗜睡治之，必日甚。倘误吃热汤、热物必转剧，治法以刺血为主，可不药而痊。

二十四、身重痧

痧症初发，势虽凶暴，未必身重。若饮热汤热酒，痧即阻塞经络血肉之间，遍身重痛，不能转侧，或呕吐腹胀，脉伏，放痧之后，治宜消瘀解毒。如当归枳实汤（归尾、枳壳、赤芍各一钱，山楂、莱菔子二钱，厚朴八分，水煎），微冷服。服后如痧气渐减，宜再放痧。再用桃仁红花汤（桃仁、红花、苏木各一钱，青皮八分，乌药四分，独活六分，刘寄奴一钱，白蒺藜一钱二分，水煎），微温服之即痊。

二十五、块痛痧

痧毒留于气分，成气痞痛，留于血分，成血块痛，壅于食积，成食积块痛。盖因刮痧放痧稍愈，痧毒未尽，不用药消之之故。治法在气分者，用沉香、砂仁之类。在血分者，用桃仁、红花之类。由食积者，用槟榔、莱菔子之类。或气血俱有余毒者，当兼治之。有因痧症不忌食物，其痧毒裹食物而结成痧块。两胁下痛，且痧块变症多端，故难治。若初发时不知忌，或饮温水，食热物，则毒血凝结，亦成胁痛。瘀之日久，则亦成块，宜苏术散（方见十二）及沉香阿魏丸（方见十二）加贝母、芥子。阿魏丸（方见十二）、三香丸（沉香、木香各五钱，砂仁、莱菔子各八钱，檀香三钱，灵脂六钱，为末，水泛为丸，每服五分，白汤送下），皆可酌用。

二十六、肿胀痧

痧者多由暑热时疫恶疠之气，攻于里则为痰喘，为瘀血，为昏迷不醒。若元气壮实，内脏不受邪，即散其毒于肌肤血肉之表，则为肿为胀，或腹大如鼓，手足俱肿，脉洪数有力，方为脉症相符，此慢性痧之为患也。视其腿弯，果有青筋，连刺五针，紫黑血如注，如未愈，又刺左右十指头十针，宜用宝华散，及桃仁红花汤（方均见前）即愈。

二十七、吐泻痧

凡吐痧初起，霎时头晕，汤水入口即吐，急用伏龙肝研碎，水泡澄清，饮之即定。或以藿香汤（藿香、香附各一钱，薄荷八分，炒枳壳、连翘、山楂、元胡各一钱），仍用伏龙肝二两，煎汤代水煎药，兼触秽气者，宜加砂仁，泻痧则忽然胸闷腹疼，水泻不计遍数。不可用下、用温、用涩，惟分理阴阳，用五苓散去桂、白术，加苍术、车前子、丝通，用阴阳水煎服。

二十八、阴阳痧

凡阴痧腹痛，而手足冷者是也，宜用火焠，或因秽气所触而致，宜藿香汤（方见二十七）。阳痧腹痛，手足暖者是也，出血即安。或因气郁滞不通，宜用荆芥汤（荆芥、防风、川芎、连翘、青皮、陈皮）水煎冷服。如兼食滞，加楂肉、莱菔子。有积加槟榔。心烦热去川芎，加焦栀。痰多加贝母、芥子。气壅加乌药、香附。血壅加红花、桃仁。闷郁不舒加细辛。暑热加香薷、川朴。大便闭加大黄、枳实。小便闭加木通、泽泻。

二十九、风痧

其症头疼腿酸，身热自汗，咳嗽腹痛，此因时气所感，不可作伤风治，当先用刮法。服药宜防风散痧汤（防风、细辛、陈皮、枳壳、金佛草、荆芥）水煎冷服。

三十、暑痧

其症头重恶心，自汗如雨，脉洪拍拍，上吐下泻，腹痛或紧或慢，宜薄荷汤（香薷、薄荷、银花、厚朴、木通、连翘）水煎冷服。若兼暑胀不已者，宜紫苏厚朴汤（香薷、苏叶、厚朴、楂肉、枳壳、陈皮、青皮）水煎冷服。切忌热汤。汗多去紫苏，或用竹叶石膏汤、六一散，俱效。

三十一、红痧

其症皮肤隐隐红点，如瘖疹相似，此痧在肌表，感受虽浅，热酒热汤，亦不可犯。外治用焠刮，内服宜荆芥汤（方见二十八）加葛根、薄荷、蝉衣，即愈。

三十二、暗痧

心中闷闷不已，欲食不食，行坐如常，即饮温热。虽不见凶处，心腹腰背不痛，但渐渐憔悴，日甚一日是。此亦慢性痧症而轻者也，放之即愈。亦有头痛发热，心中作胀，类于伤寒，亦有寒热往来，似疟非疟，闷闷不已，亦有咳嗽烦闷，身体重滞，有似伤风，亦有头面肿胀，两目如火。亦有四肢红肿，身体重滞，不能转侧，此痧之最慢而重者也，误吃热汤热酒，遂乃沉重。或昏迷不醒，或痰喘气急狂乱，如遇此症，必先审脉辨症，果系何因？在表者刮，在中者放，在里者，或丸或散，或煎剂，必须连进数服。俟其少安，渐为调理。

以上诸痧皆从时行疠气，或触秽而发，具有特别病状，其治法亦与时感症不同，此即养吾先生所谓正痧是也。又有以痧之发，或类他症，或变他症，或兼外感，或兼内伤，皆有必然之势，诸家痧书，亦多牵入痧类，考其治法，亦多不妥，故从删之。

丙　翻挣证治之鉴别

痧胀之初起在满蒙，故在北方曰满州病。在吾江浙则曰痧，在秦晋则曰翻、曰挣。虽由发见地，方言之异而命名。然各有意义存乎其中，而对于证治则无殊也。刘松峰曰：诸挣证治，余得之岱宗石壁间，遇患是疾者，如法施治，历经奇效，兹择其与吾浙痧不同之翻挣，并杂疫各证治，分列于右。

子　翻症之证治

一、狼掐翻

初起心中不安，旋不能言，牙关紧闭，不省人事，身冷出冷汗，以手试其两颊下，有斜出一硬物，碍手便是。急用竹箸撬开口，入指探喉两傍有物如麦大，有单有双，并掐破出血，初病则血鲜，久病则血紫，血出立愈，指顶则先用盐擦。

二、蜒蚰翻

初起鼻涕，两目红肿，日夜叫号，以密刺太阳穴（两眉尖后）如指大一块立愈，刺后以芋头捣烂，敷印堂至山根即愈。

三、椅子翻

其症不语不食，形如痴呆，用旧椅圈，以手拿处削下木片，煎服即瘥。

四、扁担翻

其症发于两胁，撑胀难忍，用扁担肩挑处削下木片，煎服愈。

五、王瓜翻

两胁形如王瓜，胀痛用针自咽喉挑起，从上而下，密挑至脐上，横挑两肋，挑至腰脊骨对头即愈，不然再发不救。

六、绕脐翻

其症先绕脐痛，渐痛至满腹，旋气塞胸胁，两肋胀满，甚则上冲咽喉，气不得通，不省人事，不急治即死。先以针挑两耳尖，次挑结喉下咽两骨尖，又挑背后胛骨下两骨尖，并令出血，立愈。

七、蚂蚁翻

其症手足麻木，心中难受，身若虫行，舌下有红青黑等泡，先用针刺破舌下红青黑等泡出血，宜往外吐，不可内咽，外用盐炒麸皮擦抹周身，再泡麸皮水洗一次，饮麸皮水半碗，立愈。

八、蝼蛄翻

其症两傍似蝼蛄疮形，刺痒难忍，用盐醋炒麸皮拭之即愈。

九、羊羔翻

其症声如羊羔鸣，口中吐沫，用雄黄、白矾、蝉蜕、姜汁，和凉水送下。

十、马翻

其症哭喘，四肢俱凉，用马嚼环上生黄，加黄酒送下，即愈。

十一、蛇曲驴翻

其症搐心战战，舌下有紫疔，烟油点之，即愈。

十二、龟翻

其症两鬓有紫筋，伸头弯腰，心疼，用针挑破紫筋，使过鱼叉上生黄点之，即愈。

十三、乌纱翻

其症恶心吐沫，浑身疼痛，先用针刺破左右曲池穴，再以雄黄调开水饮之。

十四、猴腰翻

其形蹴趺壅心，发热呕吐，背膊胁肋内有紫泡，用针刺破紫泡，即愈。

十五、鹿翻

其症口吐血沫，身上发紫斑似梅花者，用针刺破斑点，以鹿角，黄酒送下。

十六、骆驼翻

其状如卧牛，口吐白沫，耳后有紫疔，先用针刺破紫疔，以干牛烘烧灰，香油调搽，立效如神。

十七、猛虎翻

其形搐头，四肢屈而不伸，治法于涌泉穴针七针，再以雄黄酒饮之，即愈。

十八、虫翻

先肿头，次肿腿，次肿腰，法用桑叶煎水，遍身洗之，再以苽草烧灰。和桑叶水饮之，立愈。

十九、狮子翻

其症心慌头疼，浑身起泡，用针刺破大泡，雄黄点之，再用盐醋水饮之，即愈。

二十、猫翻

其形鼻呑，两手挠地拥心，先针两鬓角出血，再雄黄酒饮之。

二十一、老鹤翻

其症恶心，舌根强硬，呕吐不止，舌下有红疔，治宜先用针刺破红疔，再用火药点之，治同乌鸦翻。

二十二、老鼠翻

其症脖子或胸前起如老鼠疮形，法用猫前爪焙黄为末，香油调搽。

二十三、鹅鸭翻

鹅翻长身伸脖，用鹅毛尖三根，煎水饮之，鸭翻板嘴摇头，针咽喉出血，即愈。

二十四、喜鹊翻

其症心疼头痛，身痛眼黑，舌下有紫疔，用针刺舌下紫疔，雄黄点之，再饮雄黄酒，即愈。

二十五、蜜蜂翻

其症哭声不断，恶心，上吐下泻，舌下有紫疔，用针刺破紫疔，以盐点之，即愈。

二十六、蝎子翻

其形把地挺腿，似蝎卷尾，拥心，法用蝎虎爪焙干为末，黄酒送下，即愈。

二十七、秋蝉翻

其症四肢筋青，脑后有紫筋，先用针刺破紫筋，用老鹳嘴裹煅黄为末，黄酒送下。

二十八、蜈蚣翻

其形头出冷汗，拥心，吐黄水，细看脊骨两旁有紫筋，用针刺出血，雄黄点之，而愈。

二十九、螳螂翻

其症头斜不正，心疼昏迷，治法将膊弯紫筋挑破，用老鹳鼻烧灰点之。

三十、蚊子翻

其状口吐黏痰，昏迷不省，用烧酒拍心口至红住手。

三十一、蝣蜒翻

其症头疼腿肿，咽喉肿痛，口内麻木，治法用生姜汁，和凉水送下。

三十二、醋猪翻

其症四肢厥冷，浑身战战，心疼心热，舌下有紫疔，先用挑破紫疔，以小盐点之。

丑　挣症之证治

一、鸦子挣

其症胸背肿痛，小腹胀满，见食即呕，浑身青紫，两胁攻心，大小便不通。男挑龟头，女挑阴心，出血即愈。

二、麻雀挣

其症胸背肿痛，小腹胀满，见食亦驱，心中跳跃，挑两大腿液，见血即愈。

三、黄鹰挣

其症肚腹搅痛，翻上翻下，治从肐膊，由上赶下至四肢，以动其气血。用带将两手扎住，各指梢抱甲肉上，当中刺一针，拎出恶血即愈。

四、乌鸦挣（狗挣同此治法）

其症头痛头重，头麻恶心，眼黑发搐，指甲青黑，上吐下泻，不能言语，小腹疼痛，甚至无脉身冷，牙关紧闭，速用箸撬开口，令病者卷舌视之，根下或有青黄紫泡，急用针刺泡出血，用雄黄末点之，盖被出汗即愈。忌风、米汤三日。

五、鹁鸽挣

其症浑身发烧，体灼热异常，心口一块，滚上滚下，挑肚脐并两乳即愈。

六、野雀挣

其症浑身发红，头痛胁胀，前后心有红黑紫眼，挑胁下六针，发际一针，用苋菜种煮水洗浴即愈。

七、鹰嘴挣

其症肚腹胀疼，心痛头晕眼黑，用白矾水灌之，再挑后心及耳梢即愈。

八、长蛇挣

其症腹痛打滚，先挑肚腹三针，次头顶一针，脚心三针，即愈。

九、虾蟆挣

其症腹胀满或疼痛，肚脐周围挑之，又挑小腹三四针即愈。

十、羊毛挣（同羊毛痧治法不同）

其症发热无汗，心内发烧，口干呕吐，前后心毛孔紫色三四处，即此症也。治用针挑患处，将羊毛剔净，蒙被出汗，即愈。

十一、眠羊挣

其症似睡，眉眼不开，转身疼痛，发胀喝气。治法：挑尾胝骨根出血而愈。

十二、猿猴挣

其症坐卧不安，心窝胀满，口舌发青，指甲青，小腹疼，挑阴囊线，即愈。

十三、狐狸挣

其症头痛，或干哕发呕，不思饮食，头仰，浑身汗出，张口乱呼，谵语，挑咽窝，并前后心即愈。

十四、老鼠挣

其症唇黑紫肿，咽喉肿痛，或胸满臌胀，挑眉鬓角见血，再挑两眉中心，即愈。

十五、莽牛挣

其症肚胁并心痛，翻起唇来，挑唇上牙花，即愈。

十六、母猪挣

其症以头碰地打滚，先针舌根，次将两手除大指不针，其余八指将包甲薄肉，每刺一针，捻出恶血，再用猪槽水洗手腕，即愈。

十七、海青挣

其症头痛，碰头打滚，用带扎住头额，然后将眉际、眼根（即大眼角）、咽窝、顶心，挑之即愈。忌风三日。

十八、兔子挣

其症直走旷野，趋跳不定，用凉地浆水，和宝散灌之。只许走治，不可坐治，或用湿土蒙其首，使闻土气即愈，或用炮药，卷舌擦之。

十九、缠丝挣

其症头痛呕哕，胸腹胀痛，前后心或有青紫黄眼子，治法以针刺破，以醋擦之。如遍身麻木，无此痕者，是心杀子也。将胳膊腕、眼腕青筋挑出紫血，用炒盐调水灌之，即愈。

二十、哑吧挣

其症着地不能言语，颈项肿痛，用鞋底蘸凉水打顶门。如孕妇患此，即将顶门发分开，以手掬凉水，轻轻拍之，即愈。

二十一、白眼挣

其症眼白翻上，不见黑睛，口吐涎沫，不省人事，宜服顺气化痰之药。外治即灸顶门三艾，不愈再灸三艾，即愈。

二十二、珍珠挣

其症身上起泡，如珍珠形，治法用针遍刺出血，即愈。

二十三、挠痒挣

其症浑身刺挠，舌下有紫疔，先用针刺破舌下紫疔出血，即愈。

二十四、虮蜡挣

其症两腿战战，不能舒展，恶心心翻，法用虮蜡煅黄为末，黄酒送下，即愈。

二十五、血溢挣（凡一身不论何处皆此症也）

其症血流不止，治以人指甲，用人发缠住，炉烧研末，黄酒送下，即愈。

二十六、雀目挣

其症如黄昏时，不能见物，治用苜蓿根煎水饮之，即愈。

二十七、砍刀挣

其形两手在口捞摸，方用老鹳鼻烧为细末，和黄酒饮之。

二十八、佛楠珠挣

其症脑子疼痛，脸发红色，日久难治，用楝树上老鹳鼻煅黄为末，黄酒送下。

二十九、机腿挣

其症两膊两腿肿甚痒甚，心烦不宁，即用灰汁水洗之，即愈。

三十、穿心挣

其症心神不宁，头眩溺涌，不知人事，即用枋箸子打眉心，及盘曲池穴即愈。

三十一、壅心挣

其症肚胀壅心，时久难治。急用雄黄末五分，和水送下一二服，腹响即愈。

三十二、疙瘩挣

其症先寒后热，身发疙瘩，赤紫黑色，渐至寒热，不治即死，宜参连散（人参、黄连、冰片、麝香少许），外以透骨草、黄龙尾（俗名黄一草）煎水洗之。

寅　杂疫之证治

一、锁喉黄

其症面黑目黄，舌白语塞，牙关紧闭，胸痛而胀，缓不过二三日即死。人皆错以乌痧瘴治之，多致误命。如遇此症，将牙关撬开，用蓝布擦去舌白，次以钱蘸盐水，刮两太阳穴（穴在眉梢眼角，有坑窠者是穴）出紫点疱，针刺出血，见黄水为度，脖顶两侧亦如此刺。治后用生大黄三钱，倭硫黄一钱，共捣粗末，水二钟，煎一钟温服，即愈。

二、掴脖子猴

其症咽喉暴肿而痛，痰涎壅盛，水浆难入，甚则脖顶亦肿，寒热交作，头面烘热，或四肢厥逆，气息不顺，宜魏麝丸（阿魏、麝香各三分，巴豆一粒去油，杏仁一粒去皮尖，红枣一枚去核，共捣烂为丸如梧桐子大，银珠为衣）。以绵纸包裹，用时将纸撕去，塞鼻孔内（男左女右），汗出即愈。避风，忌口半月。

三、顶杀胀

其症脑疼心痛，上吐下泻，治法用凉水打顶门即愈。

四、血腥抹心

其症饮食时，即闻腥气，舌下有紫疔，即刺破出血，雄黄点之。如不愈，用细辛扫眼窠内，有紫泡起，即针破出血而愈。

五、血拥心

是症七日拥脱，或痛或不痛，宜即针舌根下，身前后打之即愈。又方用莱菔子末，黄酒送下。若舌下有黑泡，用针刺破，雄黄点之，前后心宜轻轻打出红黑圈即愈。

六、滚肠

其症腹疼壅心，法宜手凌头上，与股肱弯左右，排打见紫色，打至胸间不见青紫色即愈。不愈再打，如有风症，用绵子七个，干蜜蜂七个，煅黄为末，黄酒送下。

七、吹气

其形吹气，心慌不定，治法用针刺天门一针，如不愈再刺两肩上及前后心各一针。

八、抱心疔

其症肚疼连心，两胁胀满，脊背痛，上连头痛，痛极浑身强直，昏晕欲死，视其脐上，必有红丝一条，照心口蔽骨下二指，皆挑断其丝。以皂矾末挑纳空内令满，以手揉之。又于两肋骨端，亦挑如前法。即忌口，如诸豆发食以发所挑疮口，切忌为要。

九、羊毛疔

明万历年间金台有妇人，以羊毛遍鬻于市，忽不见其人，继而都人皆身生疱瘤，渐肿渐大，痛死者甚众，瘤内唯有羊毛。有道人传一方，以黑豆、荞麦等分为末，涂之毛落而愈。

十、柳皮疔

其症头摇，肚脐边有泡，发黯绿色如柳皮，治法一曰用针刺破，以柳疔烧黄，为末点之。久则越长越难治。

以上所列：曰翻、曰挣、曰杂疫，多采自七十二翻，及急痧奇方。《松峰说疫》诸书，皆属急性传染时疫，治不得法，及治或稍迟，皆能殒命。其间亦有从此书曰翻，彼书则曰挣，又他书则仍曰痧，阅其治法，大意多同，是等奇症。吾是华各行省，亦年有所闻。如前清乾隆年间，发于黔中，道光壬午，发于粤东。近年吾江浙，亦有奇痧异疫闻，爰将各书奇症，择其义理精深，方法稳妥者，摘录翻挣各三十二症，杂疫十症，补列于痧胀之后，以俾治瘟痧者参考。

第五章　瘟痧之治疗法

瘟疫痧胀之治疗，当以手习外治为先导，方药内服为善后，故列外治手习法，内服方药法，次第于后。

甲　外治手习法

痧毒之发，突然撩乱，其邪尚在肌肤经络，即用焠刮之法，则毒不内攻。若毒在血肉，必有青筋、紫筋，即宜刺之，则毒有所泄。若痧有因寒而阻者，宜用熨灸拓洗诸法以助之。兹将各法条分于下。

（一）焠法　凡痧在肌表，未发出者，以灯火照之隐隐在皮肤之间。若缓焠，则发出皮间，细细红点，状如蚊粒，粒如痦麸，甚则手足厥冷而腹痛，此因痧毒入内，郁于肌肉之间则发斑，此名斑痧，宜用焠法。看其头额，及胸前两边，腹上肩腰，照定小红点，以纸撚条，或粗灯芯微蘸香油，点灼焠之，以灯火近肉即提起，立见曝响。先眉心，次鼻准，次两太阳穴，耳前听会穴，各焠一壮，焠毕便觉胸腹宽松，痛亦减，此火攻法也。

（二）刮法　凡痧毒在皮肤之内，若发不出，能阻滞营卫气机之流行，当刮松卫气，使已入营分之邪得以外泄，而病可松也。凡刮背脊头骨，上下胸前胁肋，两肩臂弯，用铜钱或光滑小碗口蘸香油，轻轻向下刮之，以渐加重，良久觉胸中胀滞下行，始能出声。若在头额项后，两臂弯，两膝弯，用棉线或苎蔴绳蘸香油，皆自上向下刮之，或以手从上推下，各二十四次，须要戛见红紫血点起止。若项下及大小腹软肉内之痧，以食盐研细，用手擦之，或以指蘸清水撮之。张景岳云：凡毒深病急者，非刮背不可，以五脏之系，咸附于背，若痧既刮出，痛楚立轻矣，此刮法也。

（三）刺法　郭右陶云：东南卑湿利用砭，所谓针刺出血者，即用砭之道也。盖痧毒入营，必刺出毒血，俾邪得外泄，然后据证用药，可以望生。但今放痧俱用铁针。若痧毒入深，一经铁气，反不能解，惟用银针刺之，则入肉无毒，更为灵妥。兹就其放痧最要之法十则。分列于下：

（甲）百会穴　在头顶心，只须挑破，略见微血以泄毒气，不用针入。

（乙）印堂穴　头痛甚者，用针锋微微入肉，不必深入。

（丙）两太阳　太阳痛甚者用之，针入一二分许。

（丁）结喉两傍　惟虾蟆瘟、大头瘟针之。

（戊）舌下两旁　舌底下有青黑筋三股，筋上如珠，名曰痧眼。男左女右，用银针刺出血一点，若痧久血不行，用刀挑破血筋，血即流，若血仍不出，及血黑者，死症无疑。此痧毒入心胞为多，又有喉风蛾亦可刺，急令吐出恶血，不可咽下。舌下中筋不可刺，刺之舌缩，又舌上面正中一针，能立开七窍。

（已）两乳　在乳头垂下尽处是穴，看有青筋在乳上下者刺之，不宜多刺。

（庚）手十指　在两手十指头，其刺法，先令病人正坐，将病者手臂男左女右用别人两手从上捋下，不计遍数。将其恶血聚于指头，捏紧近脉息处，刺十指尖出血。一法用油头绳扎住寸口，用尖锐银针在大指甲向里如韭叶许刺之。挤出毒血即松，重者两手并刺，随人取用。若刺指尖，不可近指甲，令人头晕。

（辛）足十趾　刺足十趾，与刺手十指同法。

（壬）曲池穴　在两臂弯陷中是穴，先蘸温水拍打，其筋自出，然后迎刺，勿伤其大筋。

（癸）委中穴　在两腿弯陷中，先看其上下前后有青筋所在，名曰痧眼，即用银针迎其来处刺之，亦勿伤其大筋。如无青筋，用热水拍打腿弯直刺委中，深可寸许（不明针穴者勿深刺）或谓刺腿弯痧筋法，细看腿弯上下，有筋深青色，或紫红色即是痧筋，刺之方有紫黑毒血，其腿上大筋不可刺，刺之亦无血，令人心烦，腿两边硬筋上不可刺，刺之令人筋吊。看臂弯筋色及刺法亦如此。

以上刺痧要处，皆须切记。总之痧有青筋、紫筋，或现于一处，或现于数处，皆须用银针刺之，去其毒血。若先猛浪用药，药不能到血肉之部分，盖内毒虽轻，外毒肆攻，虽轻仍能转重，重者即死，不可不知。

（四）熨灸　凡吊脚瘪螺诸痧属寒者多，初起或吐或泻或腹痛，宜即用急救雷公散一分入脐内，上盖蒜头片或生姜片，用艾火灸二七壮，灸毕去姜，用暖脐膏封之，再以热手按之。盖薄被卧少顷，腹温暖有汗，则寒邪散。若在乡间，一时无雷公散，易用胡椒末一分以代之，用法如前，或用生姜四两，老葱头四两，白萝卜四两，同捣烂炒热，用布包扎，熨运肚腹，如冷再炒再运，俟手足转热为度。或独用蒜头去皮捣碎如泥，入铜锅内炒热，放脐下三指许，名关元穴，乘热批之。用布扎紧或上再用艾火灸之，或以白芥子末和涂脐上，或用炒热盐一包熨其心腹，令气透达。又以一包熨其背，待手足暖，再服神香散（公丁香六分，豆蔻一钱研末），清汤送下。或以吴茱萸、食盐各数两炒热包熨脐下亦妙。又喻氏治卒中阴寒，厥逆吐泻，色青气冷，凛冽无汗者，用葱一大握，以带束紧，切去两头，留白寸许，以一面熨热按脐上，用熨斗盛炭火熨葱上面，俾热气从脐入腹，甚者连熨二三饼。又甚者再用艾火灸关元、气海各三十壮更妙。若腠理素疏，阴盛逼阳而多汗者，忌用此法。余多采熨灸各法，深恐乡僻仓卒发病，难觅特药，以便换日用之物代之，然力总不及转治药之灵。

（五）拓洗　凡痧毒冲心，则心腹大痛，攻腹则盘肠吊痛，甚则手足厥冷，冷汗频频。若用刮刺等法仍不愈者，宜用霍乱定中酒，以绒布蘸擦两臂弯、两腿弯，及心胸小腹等处，立转温暖。并另用开水冲服十滴，效验更速，俟手足温，冷汗敛，再进善后汤剂即愈矣。一法以大蒜捣烂贴两足心，或用吴萸一两研末，盐卤和涂两足心。又法用辣蓼草（叶狭小而光，两面皆绿，梗圆有节，微赤色味甚辣是）八两，杵烂，木瓜四两，老酒二斤，加水煎，乘热揩擦手足遍身患处，切勿误入头面眼目，或用斑毛末少许，入烧酒，摩擦患处，或用生姜汁和烧酒涂于腿足。或一面用人缓缓捶敲其背。以上各法，皆能流通气血，可补内治所不及。

乙　内服方药法

痧胀初起失治　或治不合法　则毒邪内攻　或结于胃肠及脾、肝、肾，或已用手刁法，其肌肤经络之邪已解，而深入脏腑之邪未除，必须用内服药或取嚏或引吐或取痧丸以通闭，或用汤剂以善后，总须祛其病根为目的。假如取嚏以开其肺气，探吐以开其胃气，下夺以开其脾气，痧药以开其脏腑之气，气通则诸病自愈，兹将各法条举于下。

（一）取嚏　痧秽中恶，皆由元气为邪所阻，以致浊气不能呼出，清气不能吸入，遂成闭塞之危状。际此时，先用通关散（牙皂、细辛、薄荷、月石、冰片、麝香为细末）吹入鼻中取嚏，能通气道，邪气得外泄，浊气亦自出，吹之有嚏者轻，气闭者无嚏，气败者亦无嚏。若牙关紧闭，亦用通关散搽口内及大牙床，外之听会穴，各焠三四次，口噤即开。

（二）探吐　凡痧筋隐隐，放之而血不流，昏迷不醒，若审其无食积痰阻滞于中，急用阴阳水（即河井水各半）或泥浆水（掘净地作坎，深三尺，以新汲井水沃入搅之，少顷取清者饮三五杯），或蚕砂水（用蚕砂一两，阴阳水煎，澄清服），或细辛水（用细辛三钱，井水煎汤），择对症一种用之，俟其稍醒，然后扶起再以别法救治，有因饭后犯痧，亦宜用盐汤、矾汤、冷饮以吐去新食。

（三）通闭　凡痧胀、中恶、中暑，一时昏迷闷倒如中风状，口眼皆闭，或神昏狂言，如见鬼祟，非有急救香透之丸散不能救暴急之危症，宜急用通关散，并焠以灯火。若仍未知，再以紫金片五分，研冲灌下，吐去痰涎，再进行气活血之品。若触秽中恶，暴厥闷痧，绞肠痧，心腹急痛，即用急痧真宝丹（杜藿香嫩叶、荜茇、公丁香各二钱，上辰砂五分，上腰黄五分，蟾酥一分，薄荷霜一钱，当门香五分，共研极细末入磁瓶收贮，治急痧立效）一分调灌，立时松解。若中寒霍乱，吐泻腹痛，内即服回阳救急丹（老东参三两，制附子四两，倭硫黄一两六钱，炒干姜二两，上药各研净末，水泛为丸，每服四钱，用藿香梗钱半，宣木瓜钱半煎汤，分二次送下。如呕甚不能纳丸，可用是丸八钱，加川连五分，吴萸一钱，与藿梗、木香各一钱五分，同煎冷服。吐则再进二三次，渴甚加乌梅同煎，此症多口渴，亦勿因渴疑而不用。此丸治寒霍乱转筋入腹甚效）二三钱，凡发痧夹有食积者，宜急煎楂曲平胃散二块，调紫金片三分灌下，食化即松。外治宜照列各法救治。以上急救各药方，和济药局均有购。

（四）用药　凡瘟痧应用汤剂，已多附于第四章各症下，大抵治痧胀用药，宜疏利不宜补滞。凡痧气炎壅滞于中，故作痛作胀，用细辛、荆芥、薄荷之类，得从表而散，用青皮、陈皮之类，得从中而散，用枳实、大黄之类，得从大便而下。用木通、泽泻之类，得从小便而利。用山楂、莱菔之类，所以治其食之阻，用银花、红花之类，所以治其血之壅，用槟榔、棱莪之类，所以治其积之滞，此治痧用药之要诀也。

（五）忌宜　大凡瘟疫之寒热，多感温热湿浊而发，故辛温香燥之药用之，即能解散其邪。若痧胀之寒热，多由污秽口受鼻吸而入，搏击肌表，阻凝经络，而酝酿化热，如羌活、麻黄，俱在禁例，以荆芥、细辛，善能透窍。盖恶毒之气，由窍而入，必须令其由窍而泄，故凡遇冷痧、紧痧，以荆芥、细辛及牙皂为末吹鼻中，立能取效。若防风乃臣使之品，取为透窍之佐。至麻黄、羌活，专主发表。若误用之反有升发火毒之患，且痧胀更有因污秽夹食积，壅阻气道经隧，霎时气滞血凝，或麻木、或疼痛难忍，及热痧液涸之症。凡宜忌相半之药，亦有不得不用者，如藿香、檀香、当归、黄连、黄芩、木通、大黄、生地、元参、花粉、川芎、沉香、丁香、莪术、三棱之类，如必不得已而欲用之，轻者只可三四分，重者亦不可逾一钱，善在临证时，据情酌理而用之。惟补益之药，始终皆不可用。故治痧之药，以克削通利为主，盖痧在气分作肿作胀，痧中血分为蓄为瘀，更遇食积痰火，气血因之阻滞，积聚因之不散，盖有余者，非有余于本原，乃有余于痧毒，药虽克削，病自当之，中病即止，于本原仍无损。所以治痧之药无补法。

第六章　瘟痧之看护法

吾观近世患病之家，一病之安危，往往责之于医家，医生之良否，亦专系乎一剂之煎药，其药宜多煎，宜少煎，宜先煎，宜后入，非所知也。此外饮食不知节，冷暖不适宜，便溺不知察，更无论矣。似此则医家之功一二，而病家之过七八，虽有卢扁，能愈病乎。况重险之病机，早晚不同，传变且速，而惟恃一服之煎剂，庸有倖乎。余故曰：临病之看护，实为病家必要之智识。故凡良医之能愈病，必先开导病家，使侍疾之人看护合法，有助医之力，无掣医之肘，夫而后病仍不治，始可归罪于医也。余有见于斯，兹就看护上，择其最紧要最易实行者，条列于下。

（一）择医　王士雄曰：选医难于选将，选得矣，或徒有虚名而无实学，或饱学而非通才，或通才而无卓识，或见到而无胆略，或有胆而少周详，皆不足以愈大证也。然则如何而可服其药耶，但观其临证时，审问精详，心思周到，辨证确切，方案明通，言词近情，举止大方者。虽未谋面之人，亦一见而为良医，方可以性命托之，其药亦可服也。周雪樵云：医家之于病人，自有密切之关系，若朝暮易医，则各骋意见，各立治法，势必温凉杂投，筑室道谋，无一人任其咎而后已，而其最为愤事者，则病家之略知医药者也，愈病不足，掣肘有余，最为良医之阻力。凡于方药之有力量者，必不敢服，曰恐其误治也。于方药之能速效者，又不敢服，曰厌其霸道也，及得至平淡之方，则安然服之，服而不效，复咎于医，曰今无良医也。近时多如是之病家，而为名医者，亦必须投其所好，学此习气，呜呼。吾目睹近数年，家拥巨资，及职任重要之人，实不死于病，而多死于上述数端而已，审其原因，皆由于一知半解之误耳。

（二）镇静　凡患急证，病人无不自危，傍人稍露张皇，病者逆为必死，以致轻者变重，重者转死。故近情之医，虽临危证，必不在病人前当面言凶，倘亲友望病，亦勿在病人前交头接耳，以增病人之惧，妇女更勿颦眉掩泪，以致弄假成真，亦不可不知也。

（三）慎药　治疫痧方药，或为丸或研散，种类甚多，而所主治之证亦不一，有宜于暑热病者，有宜于寒湿病者，岂可随便轻尝耶。近有不经之方，群集桂附猛厉之品，杂合为剂，妄夸无病不治，而好仁不好学者流，遂广制遍送。间有服之效者，大抵多强壮之人，风餐露宿为病也，若不辨痧之属寒属热，概施于人，多致轻者重，重者死矣。余谓服药最难，施亦不易，必须择其药性无偏寒偏热之味，选药道地，配份均匀，须善能开关通窍，行气活血之品。如通关散、卧龙丹、太乙救苦丹、雷击散之类，尚可作统治药施送，亦须刊列证治。无须分明现状之属寒属热，如是行之，斯为有功而无弊，如夏秋酷暑烈日之中，路途卒倒，此是中热，不可作痧胀寒霍乱名之。设以上述泛泛之痧药治之，每致不救，甚则口鼻出血而死。此实暑毒直犯心宫，必以紫雪丹、行军散调灌之。可许有效，举此一例而辨之，余可类推矣。

（四）饮食　兹将忌饮忌食，善后调养各法，列举于下。

（甲）忌汤水　时疫痧胀，乃暑湿秽恶之邪，阻其气道，故浊不降，而腹痛呕吐，清不升，而泄泻无嚏，故凡周时内，一口米汤下咽，即胀逆不可救矣。如吊脚痧之真寒证，皆最忌汤水。愈渴愈要禁阻，解渴之法：以乌梅三枚，生姜一两，捣碎，滚一大杯，分两次服。惟吐泻已多，邪衰正虚者，犹寇去民穷，正宜抚恤，须以清米汤，接续缓缓饮之，亦不可禁之太过，反致胃气难复。

（乙）忌热汤　凡热汤、酒醴、澡浴三者，皆驱寒之事也。若因感寒邪在表，饮以热汤酒醴，或暖房澡浴，皆可使寒邪从汗而解也。若暑湿、热疫、秽恶、痧胀，治宜清凉疏瀹，俾气展浊行，邪得下走，不但辛温甘腻忌投，即热汤酒醴澡浴，皆能助热焰之披猖，不可不严为厉禁也。

（丙）忌食物　凡暑湿秽恶之邪，姜糖断不可用，惟夹寒者，如吊脚瘪螺诸痧，随症皆可酌用，惟糖能助湿，热能腻滞中宫，反为秽浊之邪树帜矣，必能增其中满呕吐，推而至于枣子、桂圆、甘草一切甜腻守滞之药，皆当忌矣。余如瓜果生冷之物，能冰伏胃气，虽呕吐皆止，亦必禁食一周时，后以萝卜汤、陈干菜汤疏导其胃，再以锅焦粥饮进之，食后平安然后渐加，四五日内切忌面食、油腻、虾、蟹、菱、芋、诸豆、鸡鸭蛋及各发物等。凡疫痧已大定，数日之后渴者以陈米汤饮之，以醒胃气，或以清快露或但饮细芽茶，以输送津液，知饥以熟萝卜煮绿豆粥食之，或鞭笋汤煮挂面啖之，或藕粉及开水冲鸡蛋饮之。王士雄云：必小便清，舌苔净，始可进粥饭、鲫鱼、台鲞之类。凡油腻酒醴甜食，新鲜补滞诸物，必须解过坚矢，始可徐徐而进，切勿欲速，以致食复。

（五）卧室　疫痧流行传染，皆由病热气酝酿使然，故房中人勿太多，门窗宜常开通，以俾交换新鲜空气，盖覆亦不宜太暖，总以病不觉冷为度。如楼居必移榻于清凉之所，势剧者宜铺席于阴凉干燥处卧之。若遇路途卒倒之病人，亦宜移阴处，然后灌以凉开之药。凡病室见有吐泻排泄物，随时扫除净尽，毋使其气熏触，致传染傍人。

（六）被服　凡患疫痧病人之衣服被褥，宜时洗换，换落之污服，必须即洗，不可留移，其能传染病者之家族故耳。又如衣被皆不宜过暖，过暖亦能致病加重，以热郁于内，而气不宜宣达也。又且太暖，则表皮汗孔疏忽，易于出汗，易感外邪。

第七章　瘟痧之预防

赤日当空炎热日盛，疫痧流行，斯时为烈，人民乏普通医学之常识，公家少公众卫生之设备，故每年夏秋之交，死于疫痧者实指不胜屈。际此之时，已病者急须妥求医疗及看护各法，未病者必须各个人预为之防，兹就个人易于实行之简易预防法，约分住居、饮食、身体为三项胪举于下。

一居住　（一）家屋庭园宜时时洒扫，决不令其积尘。（二）晴朗之日，宜开窗户，以换新鲜空气，且使日光透入，以吸收湿气。（三）室内及卧床，须常通风，使阳光透入以期干燥。（四）大小便积水等，常使其流出，或投之地窟中，不使屋内留积，以生蚊蝇，移传染病菌。（五）牛马猪羊之室，及弃置秽物，不可设于住宅及食井之旁。（六）不可在井旁洗肉菜及衣服等类。（七）凡疫痧流行时，及天气潮湿时，室中宜常点辟瘟集祥香（苍术、桃枝（向东南者）各十二斤，白芷、山柰各八斤，檀香、降香、甘松、大茴香、桂皮、香附各三斤，乌头二斤、贯众、鬼箭羽、白蒺藜各一斤，雄黄、雌黄各八两，上药晒干研细，榆面拌匀，令做香匠以细竹丝为骨，做成线香，随时焚点。凡天行瘟疫时病者闻之易愈，未病者闻之亦不传染。无论家中旅馆舟车，均可用之）或焚降香、大黄、苍术、茵陈之类，以解秽毒，或点艾绳亦佳。或用苍术末、红枣肉捣丸。时时烧之亦可。（八）食井中每交夏令，宜入白矾、雄精之类，能解水毒，而辟蛇虺也。水缸内宜浸降香（以解水毒）、贯众（以吸收水中微生物），或五更时投黑豆一握于井中，亦能免疫。

二饮食　（一）勿暴饮，勿过饱，饮食勿过平时之量。（二）勿饮冷水，与冰荷、荷兰水、冰麒麟、石花、凉粉等物。（三）未煮熟食物及其将腐败之食物（如霉千层臭腐干等）及禽兽鱼贝之肉，不新鲜者，皆不可食。（四）醃藏已久及熏烤所制之饮食物，并油煎物，均不可食。凡属油腻，夏秋皆宜少食。（五）瓜果切开宜即吃，勿久置，能不吃更妙。（六）饮食物必须安置纱罩内，毋令蝇蚊聚集，以遗病菌。（七）鳗鳝性热助阳，龟鳖性寒滋阴，且其质味浓厚腻滞，消化极缓，夏令内有伏湿之人皆不宜食。（八）无论贫富，夏日宜供肴膳者，如冬醃干菜、冬芥菜、冬瓜、萝卜、芹笋、丝瓜、蒲子、葫芦、鞭笋、笋干、白菜、大头菜、榨菜、豇豆、绿豆、黄豆所制各物，须新鲜者。盐蛋、彩蛋、鲫鱼、土鱼、海蛳、温开、干贝、白鲞、大头鲞、海蜇、海带等类皆可食。

三身体　（一）不可为过剧之劳动，及过劳心思。（二）宜少往酒店菜馆饮食，及赴戏园寺院与众人群集之地。（三）勿久睡，勿在露天睡，及夜间露天久坐，勿犯房事。（四）日中出门，须用凉伞，以遮日光。（五）勿触雨湿阴露及雨至开窗，与迎风沐浴，凡沐浴须择凉净无风处，以清洁其身体。（六）夏月被褥宜时时曝以日光，有湿气者不可用。（七）衣服宜时常更换洗濯，勿用其有垢腻者，且衣服不宜过冷过暖，必候适度为妥。（八）勿往有疫病之地，只或亲戚朋友家，不能不去者，须先以川椒末时涂鼻孔内，或雄黄末亦可，则不致传染，出则以纸探鼻内，能得嚏更妙，使秽气病菌不吸入内脏矣，如觉臭腐秽恶之气，偶骤吸入，即服紫金片五分化服，并忍饥数分钟，即时解散，切勿遽食，补物更忌。若闻病人汗气，入鼻透胸，即散布经络。初觉头痛，即用白芥子研末，温水稠填脐中，隔布一二层，上以壶盛热汤熨之，至汗出而愈。

以上三项，均为个人卫生之最要，且易于实行者，苟能人人行之，不但不染疫疠，且可却病延年，愿吾国人士，废俗说破习惯，毅然决然，一切施诸实行，披欧洲各国，不复敢以东方病夫目我矣。

（见《医药丛书二十六》1917）

13. 喉痧与白喉之预防法

喉痧及白喉，为传染病之急症，一经传染，救治不及。不如未病预防，故述预防法三种：曰医生预防，曰平时预防，曰临证预防。胪举于下。

（甲）医生预防

（一）医生凡遇疫喉家请诊，宜即往。因早一时，得早一时之效果（因喉痧时时有变）。

（二）凡入疫喉家视病，定饮服，须先饮雄黄酒一杯，再以香油调雄黄末、苍术末涂鼻孔，则不致传染，出则以纸捻探鼻内，得嚏更妙。

（三）凡医生入疫喉病家，诊脉看喉，不宜与病者近坐及正对坐，宜存气少言。若看喉内，有白点块，切勿动手用刮，刮损则毒气涣散，不可救治。若是白喉，嘱病人不可近煤炭等，即灯火亦不宜近照，恐外火引动内火，病必加重，并不可多卧，卧则气必上逆，必须背部用绵物填高，使火毒下行，以免毒气上壅，此我医家最宜注意，必须一一告诫，病家不可轻忽。

（乙）未病预防　凡有疫喉之处，未病之人，宜用驱疫散（大黄二两，降香、茵陈各一两，苍术五钱，共研粉）烧烟熏之，以免未病者传染，近病人卧床不可用，恐防病者咳呛，慎之。

（一）食物　凡喉病发生之时，多食植物品（如蔬菜、水果、萝卜、米饭、藕粉、北面之类），少动物品（如猪、羊、牛、鸡、鹅、鸭、鱼、虾之类），以动物肉含有毒质，宜戒饮酒，酒能损血液，宜戒吸纸烟、鸦片烟、水旱烟，因各烟含有毒质。能变坏血液脑神及喉头之组织，专酿喉症。

（二）饮料　宜用河水、江水滤净，煮沸饮之，煮粥饭亦须用此。若不流通之河水，及其水污秽变色不可饮，井水近阴沟便所尤不可饮。又隔宿之茶，与不洁之茶叶变色变味者，皆不可饮。若微觉喉痛，即服王士雄之青龙白虎汤（青果一两，萝卜二两合捣汁），开水冲服，方虽平淡，效验颇着。

（三）衣服　衣服被褥，宜常时洗换，衣服宜宽松，不宜过紧，紧则血液循环受其压迫，易于出汗，则血中感染不洁之患。衣服亦不过暖，过暖则易于出汗，易感外邪 。

（四）居室　无论堂座卧室厨房明堂，皆须洒扫洁净，不可容留污秽杂物及粪土臭水。几案椅桌，每日均须洗抹，窗牖宜常开，以通日光空气。阴沟宜常时疏通，且宜常浇石灰水以消毒，痰罐宜每日洗刷换水。

（五）起居　晨起宜早，夜卧不宜过迟，每日须有一二时休息，不可操劳太过，戒忧郁忿怒。凡此皆能引起内火，而致喉病者。

（丙）临病预防

（一）隔离法　家中有喉痧病人，须将未病小孩、妇女等离居别室，不可令其接近。

（二）消毒法　喉痧病人之痰唾粪溺，须埋入土中，不可任意倾弃，喉痧病人所用之手巾碗筷，均须随时洗涤。

综上所述，皆预防喉痧之要法，简便可行，极有功效者也。惟愿各界诸君，留心采纳，互相告诫，则喉痧之病，庶几可以绝迹。否则任其蔓延各处之后，再寻扑灭之法，则已晚矣。

（见《大众医药月刊》　1933）

14. 伏暑下利危症治验案

孙伯雄令郎毛少爷，年十九岁，素体瘦怯，神经灵敏，阴液不足，肝火甚旺，属神经质。于八月初三日在杭，患伏暑，即延杭诸大医诊治，多无成效。至十五日雇肩与过江，买棹回绍，又经绍多名医治疗，大抵非芳香淡渗利湿火，即消导攻克，以致邪火日甚，津液日烁，肝阳亦挟邪火上腾，肝阳与命火，同处脊里，升则同升，藏则同藏，命火升上，脾无此火，则不能蒸腐水谷，故泄泻。膀胱无此火，则不能化气，而小便短涩，所饮药水，尽入大肠以增泄泻，此为致危之原因也。故是症自二十五六日起，上焦唇焦黑干燥，舌绛燥干硬而短，苔黄黑糙刺无津，干呕气促，灼热，神昏谵语，大便泄泻如流，日夜十余次，小便赤，一滴疼痛，至九月初三日，诸医束手，佥云不治，由包越瑚君举荐余治。余诊其脉，左手弦劲而数，溢出鱼际，右手洪数，溢出寸口，尺部不起，唇焦黑，舌降短而硬，苔焦黑无津，口腔亦极燥，干呕灼热，神昏谵语，其所语皆未病前在学校经过之事，循衣撮空，目赤面红，时欲起床，大便日泻五六次，夜泻八九次，或如赤水，或如涎沫，或兼颗粒，小溲点滴赤痛，危状尽露。余谓此证原由邪热盘踞久灼，液涸动风，下焦龙雷之火挟之上腾，于是上焦之火更甚，而下焦反少命火，即日服增液生津之品，或饮茶水，脾胃虽能受纳，估无命火，则不能腐化输运，膀胱无命火，则不能蒸腾化气而为小便，以致所食所饮，皆不敷布，遂下流作泻，而小便反短涩，虽服诸药，皆成罔效。余主先镇纳肝阳，兼清邪热熄风，滋液生津，苓佐以连坚阴，庶几龙雷之火仍潜伏命门，而脾、胃、膀胱复能腐化蒸腾，则泄薄能止，上逆之火下潜，心脑顿失蒙蔽，则神志亦清明，勉拟此法，或可望其转机，否则恐有上厥下脱之虑，方用（初三上午九句钟拟初方）：

生石决明六钱，生牡蛎八钱，铁皮鲜石斛三钱，生白芍四钱，米炒麦冬二钱，东白薇三钱，黑元参五钱，双钩藤四钱，毛西参八分，姜炒竹茹二钱，炒以连八分，炒黄芩二钱，辰砂拌茯神四钱，青龙齿四钱，引加灶心土五钱，包煎，当服一剂。

初四日上午诊，昨服前方后，按左手弦劲较减其半惟仍数。右三部亦数，舌绛仍干硬而短，惟干呕撮空循衣已除，泄泻日夜已减至四次，身热较减，谵语亦少，败象已减其半，似有转机，再当镇肝育阴，滋液熄风（初四上午拟即服）前方去元参、竹茹、白薇、辰砂，拌茯神、灶心土，加炒生玉竹二钱，建兰叶四斤，鲜柠檬一片分二煎，另用鲜稻穗七支，鲜茅根一两，淡竹叶片，煎代茶饮。

初四夜，贴朱氏永庆局之字止泻膏。

初五日上午诊，左手脉弦已半过半，肝阳亦平，舌虽降燥，而已软，渐能伸长，泄泻已止，烦热谵语尚未尽除，兼有干咳少寐，仍用柔肝养阴滋液泄热，上午拟即服。

鲜石斛二钱，鲜生地三钱，东白薇二钱，辽心麦冬三钱，黑元参四钱，石决明一两，生牡蛎八钱，淡竹茹二钱，川贝母二钱，赤茯神三钱，太子参一钱，鲜柠檬一斤，雅梨肉三钱。

初六日上午诊，右脉弦数已平，右手弦滑，舌绛转润而胖，烦躁谵语间有，夜能多寐，咳嗽稠痰，间有血点，肝阳虽平，肺中阴火仍未潜藏，再易育阴潜阳为治。

鲜生地四钱，鲜石斛三钱，炒生玉竹钱半，生石决明六钱，生牡蛎六钱，生白芍三钱，太子参一钱，制远志钱半，辰熟麦冬三钱，白薇三钱，川贝母三钱，灯心一丸，鲜柠檬一斤，鲜梨汁半杯冲，萝卜汁一瓢冲。

初七日诊，左脉经数，右浮芤而数，舌红渐淡，惟咳嗽黏痰不爽，兼咯血鼻衄，皆紫红夹凝瘀成块，此属肺胃热败而成败血，因火平热退，气血渐行常道，以致上焦热瘀也，血不能归入经遂，逼之上溢，而为咯血鼻血，亦佳兆，宜清血热，通络瘀为要。

鲜生地五钱，捣生锦纹四分，醋炒竹茹三钱，焦山栀三钱，仙鹤草四钱，丹皮炭钱半，川贝母三钱，东白薇三钱，降香五分，天花粉二钱，旋覆花三钱包煎，鲜茅根念支，鲜竹叶三十片。

初八日诊，左弦数，右浮芤均已渐平，舌红润少津，咯血鼻衄已止，咳嗽亦减，惟便结不畅，小溲已长，间有潮热，此属浮游，余热未尽，再当生津滋液，育阴退热为治。

鲜生地五钱，鲜石斛三钱，破麦冬二钱，黑元参四钱，东白薇三钱，地骨皮四钱，银柴胡三钱，生鳖甲三钱，生白芍三钱，生牡蛎八钱，川贝母三钱，淡竹叶念片，鲜茅根十支，此方服两剂。

初十日诊，按脉左弦滑，右濡数，潮热未退尽，咳嗽痰已爽吐，津液渐充，肺部结涎伏痰，亦得外出，故舌转红润软敛瘦小，再宜清热润肺。

鲜生地五钱，黑元参四钱，淡天冬二钱，川贝母三钱，杜兜铃钱半，旋覆花三钱包煎，地骨皮四钱，石决明六钱，鲜竹茹二钱，东白薇三钱，雅梨肉五钱，鲜毛根念支，鲜枇杷叶四片去毛。

十一日诊，前方服一剂，昨夜十句钟，忽然烦躁胸闷，卧起不安，不寐，逾时即发细白㾦，自胸口至腹部密布，摸之刺手，四肢甚少，背部则无，此阳明伏热盘踞卫分，因气津血液已冲足，而能送达重出肤表，自发㾦后，烦热即退，胸腹周身较未发前更为舒畅，舌皮转红软，即寐多时，又下大便一次，色黑夹紫红瘀痰，此在里结热宿垢，则从大便而下，皆属余热肃清之佳兆，可无虑也，惟白㾦虽绽足，而卫分津液亦致虚，再当益胃滋液，扶元养阴，为其补助。

太子参一钱，米炒麦冬二钱，鲜石斛三钱，炒生玉竹钱半，川贝母三钱，生扁豆三钱，生牡蛎六钱，生白芍三钱，西紫菀三钱，五味子十四粒，东白薇三钱，雅梨肉五钱，鲜茅根念支，此方服二剂，十二日亦服此方。

十二日下午三时诊，脉舌如昨，惟大便下血紫红成条成块，腹疼痛，此属下焦蓄血，夹肠间结热宿垢，从下溢由大便排泄而去，亦为肃清三焦之佳征，再当凉血清肠热。

鲜生地五钱，鲜茅根三十支，鲜竹叶念头片，炒白芍三钱，东白薇三钱，生鳖甲三钱，炒黄芩钱半，炒苦参一钱，炒麦冬二钱，荆芥炭一钱。

十四日下午诊，昨服前方，今日大便欲解不解，小便涩痛，脉弦坚微数，舌淡红微胖，尖中浮垢已退，根苔微白黄腻，微寒微热，咳嗽稠黄痰，肝热袭肺，逗留不退，再当滋液清热，宣肺化痰。

鲜生地五钱，鲜石斛三钱，川贝母三钱，生鳖甲三钱，天花粉钱半，甘草稍一钱，东白薇三钱，焦栀皮钱半，栝蒌皮钱半，木通一钱，淡竹茹二钱，淡竹叶念片，鲜茅根念支，枇杷叶四片去毛。

十五日诊，舌红苔微白，脉左沉弦，右濡缓，微寒微热，咳嗽黏痰，大便又下溏酱一次，小溲渐长，肝经余热刑肺，宜清肝润肺，和胃化痰。

北沙参三钱，米炒麦冬二钱，西紫菀三钱，黑元参四钱，柿霜一钱，鲜石斛三钱，川贝母二钱，野百合三钱，旋覆花三钱包煎，制远志钱半，淡竹茹二钱，炒知母钱半，鲜枇杷叶三片去毛，此方服二剂。

十七日下午诊，脉已和缓，舌化淡红，咳嗽已少，大便转黄，语声爽亮，胃纳渐动，病候已除，元神未复，再当调胃扶元，清肺化痰。

北沙参三钱，米炒麦冬二钱，鲜石斛三钱，怀山药三钱，原打野百合三钱，川贝母二钱，制远志钱半，旋覆花三钱包煎，真柿霜一钱，枇杷叶四片去毛，此方服两剂。

十九日午一诊，脉仍和缓，两手均平，舌淡红，尖苔微白，咳嗽痰少，大便二日不解，胃纳虽动，尚不多进，仍宜养液敛肺，宣肺醒胃。

鲜石斛三钱，米炒麦冬二钱，炒白芍三钱，炒乌梅肉五分，全栝蒌四钱，新会白五分，宣木瓜一钱，辰砂一钱，茯神四钱，广郁金二钱，制远志钱半，苦丁茶二钱，车前子三钱，鲜竹叶十四片，此方服二剂。

念一日午后诊，脉弦紧微数，舌心红润，两畔滑腻，尖白燥，咳嗽已稀，溲黄，大便自十六日解后尚未下，心经尚有留热，肺气因此失降，故舌心红润，两畔滑腻，尖反白燥，此属肝肾阴火凌心，再当凉心宣达肺气以传导，以肾下阴火行为宜。

鲜生地五钱，淡天冬二钱，全栝蒌六钱，光杏仁三钱，淡竹茹二钱，西紫菀三钱，黑芝麻三钱，女贞子三钱，苦丁茶二钱，白前三钱，解石斛三钱，焦栀皮钱半，车前子三钱，枇杷叶四片去毛。

念六日午后诊，服前方一剂，念二日下大便一次甚多，又服一剂，大便至今日尚未下，惟胃纳略增，能吃厚粥，脉已和缓，舌淡红，精神渐强，起坐自如，惜乎大便不能，再以益气滋肾阴为妥。

盐水炒潞党二钱，青盐三分，熟地四钱，淡苁蓉三钱，生白芍三钱，生牡蛎四钱，炒麦冬二钱，怀山药三钱原打，黑元参五钱，黑芝麻三钱，霍石斛三钱，生鳖甲三钱，炒乌梅肉五分，此方服四贴后，念九日及十月初一日大便各下一次，下时肚热痛，燥屎成坚颗，下后腹部甚爽快，粥不充饥，已吃软饭，能步行数武。

十月初一日下午二句钟诊，适大便下过，舌脉均平，而有神采，语言爽亮，胃强极欲多食，余嘱看护人，不与多食，惟分多次频频与其食，庶几少食易消化，化尽再与食，可免食复之累。惟肢体仍无力，复用前法加减治之。

大熟地四钱，淡苁蓉三钱，淡天冬二钱，黑元参四钱，炒麦冬二钱，生白芍三钱，霜石斛三钱，炒麦仁三钱，怀山药三钱原打，黑芝麻三钱，盐水炒潞党三钱，制远志钱半，服四剂。自服此方后，大便二日一解，是日已吃饭，惟油腻仍禁食，盖是病新瘥后若早食油腻黏滞各物，必面黄起油光而大面，气力倦怠，动作气促自汗，或转便溏足肿，及至不易复原，饭菜嘱用熟萝卜、咸菜、笋干开养汤清汁之品，庶不致停满，如此调养，至初八九日，胃纳大进，较未病时尚增，精神日强，步履亦能回复常态。

初十日午后复诊，面黄已退，白而肥满，手臂亦生肉，肌肤自落屑后亦红润白嫩如常，病容脱除，已复原状矣，再拟补益心脾法，以归脾汤加味治之。

大熟地四钱，炒潞党三钱，炙义芪三钱，生白术钱半，辰茯神三钱，炒白芍三钱，炒麦仁三钱，白归身二钱，炒麦冬二钱，制远志钱半，枸杞子二钱，新会白八分，桂圆肉五枚，服亦贴后不服药，止此竟功。按此证本属夏秋常有之病，且无留案之必要，然此君素体怯弱，其病由轻而重，由重而入危险之途，复能脱离危险，而至回复原状，其中经过许多变化，尚能方方得力，步步见效，犹能一方不缺，一手奏功，一切调养，亦能惟余命是从，病家有此诚心，医家负责设法，而能收此效果，故余谓此案不独为临床之实录，亦可谓治斯病之殷鉴耳，故录之以刊诸报端，是否有常，质诸同人教正之，中华民国十四年十月十五日　四明曹炳章附志。

（见《三三医报》　1926年）

15. 时疫应用丸散之寒热鉴别法

总论

凡时疫痧胀霍乱，皆由饮料不洁，或触臭秽，从口鼻吸受，郁于腠理经络、血管，因而瘀塞。气机阻滞流行，而为痧胀。或贪食肥甘，喜食水果、生冷等物，席地当风露卧，内停冷食，旬中寒邪，扰乱中宫，腹痛吐泻交作，即为霍乱。二者皆由清浊不分，井俞壅塞。救治之法，即宜开关通窍，行气活血。然内亦有夹湿，有伏暑，有夹食，有中寒。而治疗方药，虽有为丸、研散之分，而性味更有温凉之别，岂可随便轻尝耶。现因霍乱杂疫流行，其症有热有寒，近有好仁不好学者流，群集桂、附猛厉之品，杂合为剂，不辨痧疫之属寒属热，轻施于人，多致轻症转重，重症者死，人谓服药最难，吾谓施药亦不易，必须择其药品，无偏寒偏热之味，选药道地，配分均匀，尚可作普通药施送。犹须刊列专治证状，说明属寒属热，如是行之，斯为有功而无弊。苟如酷暑烈日之中，中途卒倒，如行军散、紫雪丹亦当选用。若确是中霍乱，应温则温，应热则热，亦不为忌。然此皆为特性药，尤宜询问病状若何，以审定其属寒属热，然后给以当病之药，兹选定普通可治痧疫丸散。吾绍有可购备者：分普通平性药、特别凉性药、特别热性药为三类。每种疏其药性之寒热，及峻猛与平和，效用之擅长，服法及用法，胪列于后。

（甲）普通平性药之用法

凡普通药者，性味和平，无偏寒偏热，为通治暑热湿秽、霍乱痧胀等症。如病人舌苔白，或灰白灰黄，苔垢滑润者，皆可用之。盖闷痧、乌痧，一切急痧及中恶中暑，猝然昏迷闷倒，牙关紧闭，或身软如绵，即用痧气开关散。吹鼻取嚏，则牙关即开。另用此散二分，开水调服，即能吐去痰水，立甦人事。又如中恶触秽，暴厥闷痧，绞肠心腹急痛，急痧真宝丹一二分，开水调灌，立即松解。症轻者，蟾酥痧气丸、平安散亦可用。若中暑秽，腹痛如绞，胸膈壅胀，太乙紫金片为最妙。兼心烦昏蒙，五绝暴厥者，则太乙紫金丹。如霍乱初起未吐泻，或已吐泻，胸塞腹痛者，辟瘟丹、纯阳正气丸，服之皆效。若腹痛水泻溲短，以藿香露吞太乙救苦丹四粒，泄泻立止。若湿遏热伏，阴阳反错，郁闷成痧，绞肠腹痛，或吐泻肢冷，身热瘛疭，内闭外脱之象，即服飞龙夺命丹。能开闭透伏，妙在人中白引浊下行。症轻者，观音救急丹亦可服。如暑秽湿热，霍乱泄泻，黄疸疟痢，但看舌胎白腻，或灰黄相兼，邪在三焦气分，皆以消暑七液丹泡服。兼有食滞者，加楂曲平胃散同泡更妙。

（一）痧气开关散○　夏秋之令，寒暑杂感，或吸臭毒，或中恶气，酿成时疫诸痧及霍乱，腹痛如绞，手足木麻，牙关紧急，目闭不语　懊侬昏闷，际此血凝气闭之间，先用此散吹鼻，得嚏者生，牙关亦开。再用此散二分，开水调服，立能开关通窍，顷刻回生，屡试辄效。

（二）万应平安散▲　猝中暑秽，痧胀腹痛，或霍乱绞肠，头目昏暗，心口闭闷，四肢厥冷，不省人事等症，即用此散一分开水冲服。

（三）蟾酥痧气丸▲　猝然触秽中痧，头目昏眩，绞肠胸刺，吊脚缩筋，霍乱吐泻，四肢厥冷等症，轻症及小儿服七丸，重症念一丸。孕妇忌服。

（四）飞龙夺命丹○　凡痧痧胀痛，霍乱转筋，肢冷脉伏，神昏危急之症，及中暑疫秽恶，瞀乱昏狂，卒倒不语，身热瘛疭，内闭外脱之症，即以此丹一分开水调下，立能开闭透伏。孕妇忌服。

（五）急痧真宝丹○　凡一切痧疫触秽，中恶中暍，暴厥闷痧，霍乱转筋，绞肠腹痛，并治痰塞痉厥诸急症，即用此丹一分，阴阳水下，立见奇效。

（六）观音救急丹◎　凡急痧阴阳反错，寒热交争，四时不正之气，郁闷成痧，绞肠腹痛，吐泻不止，急用此丹半分入脐内，用膏盖之。另用一分放舌上，以阴阳水送下。

（七）太乙救苦丹○　凡湿霍乱吐泻，及水泻溲短，腹痛，心胸满闷等症，即以此丹四粒用藿香露送下。立能见效。

（八）消暑七液丹○　凡夏秋暑秽，湿热痧胀，泄泻霍乱，黄疸疟痢，但看病人舌苔白腻或黄厚，或黄白相兼，邪在三焦气分，悉以此丹一块，泡服立效。若舌色转红，邪入营分，不宜用也。

（九）太乙紫金片▲　凡中暑中湿，中恶触秽，脘闷腹痛，胸膈壅胀，上吐下泻，四肢厥冷等症，每用四五分，开水调服。

（十）太乙紫金丹○　凡霍乱痧胀，中恶秽暑湿之邪，弥漫三焦，胸痞心烦，神识昏蒙，及五绝暴厥诸危症，即服此丹一粒，立能回生。

（十一）辟瘟丹▲　凡时行痧疫，霍乱吐泻，绞肠腹痛，胸脘满闷，中暑中恶，卒然倒地，不省人事，每用一二块，研细开水灌服。

（十二）纯阳正气丸▲　凡中寒中湿，中暑痧胀，霍乱吐泻，绞肠腹痛，四肢厥冷，气闭脉伏，每用五分，阴阳水送下。

以上十二种，虽然如纯阳正气丸之用桂，观音救急丹之用荜茇等味，而凉开中偶参热性一二味者，以为反佐引导法也。且凉多热少，不失于平，故曰平性。且能通治夏秋中湿触秽、霍乱痧胀、疟痢泄泻等症。初起无论寒热，皆可服之。热心慈善家苟能择要修合施送，征明效用用法，可谓有利无弊，获益良多。

（乙）特别凉性药之用法

大凡夏秋酷暑烈日之中，路途猝倒，不省人事，舌苔黄腻或黄燥，甚则舌红，此为暑热之毒内闭，非痧胀霍乱。若悉以普通平性痧药治之，甚则口鼻流血而死，此是暑毒直犯心宫。症轻者，以红灵丹服之。症重者，以紫雪丹调灌。或行军散一分放舌上，凉水送下，立能回生。

（一）红灵丹▲　凡中暑中暍而为霍乱，吐泻交作，昏沉胀闷，甚则上下不通，四肢厥冷，六脉皆伏等状。每用藿香露调服一二分立苏。

（二）行军散▲　凡猝中暑毒，昏眩倒地不省人事，并治中热霍乱，即以此散一分，凉水灌服，涣然冰解。

（三）紫雪丹▲　治中暑中热毒内闭，卒倒不知人事，并治热痧切痛，口燥舌赤，每用五分，阴阳水调下。

以上三种，非中暑热毒内闭不可妄用。若痧秽误用，则湿浊凝阻，气机停滞，转成厥脱，不可不知。再市肆行军散方，多有姜粉，汪氏方中，力驳其非，余意亦照汪氏方为准。

（丙）特别热性药之用法

盖夏秋痧胀，大热药当用者少，惟中寒霍乱，必用温经回阳为对症之疗法。然寒症霍乱，必须见舌白润，吐泻皆青白水，肛门冷，小便清长，腹绵绵而痛。脉沉细或微。肢厥，即服霍乱定中酒以止吐泻，另煎回阳救急丹，以回其欲脱之阳。余如十滴水、哥逻颠，亦可间服，外以急救雷公散一二分，用姜汁调入脐眼内，外盖生姜一片，用艾火灸七壮，自能温通脏腑，不致伤阴。再以樟脑精蘸绒布，摩擦四肢弯，立能舒筋止痛，至肢温为度。凡寒症内服，亦宜温药。然既用阳药，尤须兼益阴液。如用桂不用芍，用姜桂附，不用归芍苓牡。则阳药固能治寒，而大过亦能伤阴。余每见多服热药，舌现镜面红色，内仍杂白苔成堆者，亦有下痢如血，盖胃中之寒邪未尽，胃中之阴津已涸也，最为难治。此为纯用药热者戒。

（一）霍乱定中酒○　治寒霍乱吐泻如清水，腹痛绵绵，甚则转筋自汗，脉微欲绝，即用此酒。加白糖一钱，开水冲服。另用樟脑精酒擦四肢弯。

（二）樟脑精酒○　专治霍乱转筋，手足拘挛，即用此酒浸洋绒布，摩擦肢弯，立能止痛舒筋，至手足温为度。

（三）急救雷公散○　凡阳虚中寒，吐泻如水，筋转腹痛，肢冷脉伏，汗出，苔白不渴者，每用一二分。用姜汁或葱汁，调入脐内，外盖生姜一片，用艾火灸七壮，自能温通脏腑，不致伤阴。

（四）回阳救急丹○　治中寒霍乱，吐泻如水，腹痛绵绵，甚则转筋入腹，肢冷脉伏，指甲青黑，陡然心闷，神昏，肠中绞痛，自汗淋漓，一切阴寒等症，每服三钱，阴阳水送下。立能回阳于顷刻。

（五）哥逻颠◎　治寒霍乱吐泻如水，腹痛转筋，手足厥冷，气喘自汗，急服此药五滴或十滴，开水凉服。

（六）十滴水◎　治寒霍乱上吐下泻如水，绵绵腹痛，甚则肢冷脉伏，自汗手足取引，即服此水十滴，凉水化服即效。

以上六种热性药，必须中寒霍乱现证，确定属寒，可照手续用之。若寒热模糊，切勿妄投。苟误用之，为祸甚烈。惟摩擦法及灸脐法关系略轻，尚可通用。惟内服法，更宜审慎，因直伤脏腑故耳。

按以上急救痧胀时疫、寒热霍乱要药二十一，凡药名下有▲者，各药店铺皆有购。有◎者，慈善家施送。有○者，绍兴大街和济药局制备发售。

（见《绍兴医药学报》 1923）

16. 论时疫之预防法

赤日当空，炎热日盛，疫痧流行，斯时为烈，人民乏普通医学之常识，公家少公众卫生之设备，故每年夏秋之交，死于疫痧者，实指不胜屈，际此之时，已病者急须要求医疗及看护各法。夫病者必须各个人预为之防。兹就个人易于实行之简单预防法。约分住居、饮食、身体为三项。胪举于下。

（甲）住居（一）市铺家屋家园，宜时时洒扫，决不令其积尘。（二）晴朗之日，宜开窗户，以换新鲜空气，且使日光透入，以吸收湿气。（三）室内及卧床，须常通风，以期干燥。夜卧之时，须盖单被，不使腹部受凉。不可露宿，以防中寒发病。（四）大小便积水等，常使其流出，或投之地窟中，不使屋内留积，以生蚊蝇，致传染病菌。（五）牛马猪羊之室及弃置秽物，不可设于住宅及食井之旁，及不可在井旁洗肉菜及衣服等类。（六）粪桶便后，时须紧盖。（七）凡疫疠流行时，及天气潮湿时，室内宜常点辟瘟集祥香：“苍术、桃枝（向东南者）”各十二斤，白芷、山柰各八斤，檀香、降香、甘松、大茴香、桂枝、香附各三斤，乌头二斤，贯众、鬼箭羽、白蒺藜各一斤，雄黄、雌黄各八两，上药晒干研细，榆面拌匀，令做香匠以细竹丝为骨，做成线香，随时焚点。凡天行瘟疫时病者，闻之易愈，未病者闻之亦不传染。无论家中、旅馆、舟船车，均可用之。或焚降香、大黄、苍术、茵陈之类，以解秽毒，或点艾绳亦佳。或用苍术末、红枣肉捣丸，时时烧之亦可。（八）食井中每交夏令，宜入白矾、雄精之类，能解水毒而辟蛇虺也。水缸内宜浸降香（以解水毒）、贯众（以吸收水中微生物）。或五更时，投黑豆一握于井中，亦能免疫。

（乙）饮食（一）勿暴饮，勿过饱，饮食勿达平时之量。（二）宜常饮热茶或滚水，勿饮冷水与冰、荷兰水、冰淇淋、石花、凉粉等物。（三）未煮熟食物及其将腐败变味之食物（如霉千层臭腐干等及禽兽鱼贝之肉、不新鲜者及隔日之饭菜及食物、已变色变味者，皆不可食）。（四）腌藏已久，及熏烤所制之饮食物，并油煎物，均不可食。凡属荤性油腻，夏秋皆宜少食。（五）瓜果切开宜即食，勿久置，能不吃更妙。（六）饮食物必须安置纱罩内，勿令蝇蚊聚集，以遗病菌。（七）鳝鱼性热助阳，龟鳖性寒滋阴，且其质味浓厚腻滞，消化极缓。夏令内有伏湿之人，皆不宜食。（八）无论贫富，夏日宜供肴膳者，如冬腌干菜、冬芥菜、冬瓜、萝卜、芹笋、丝瓜、蒲子、葫芦、鞭笋、笕笋、白菜、大头菜、榨菜、豇豆、绿豆、黄豆，所制各物须新鲜者。盐蛋、彩蛋、鲫鱼、土鱼、海蜮、温开、干贝白鲞、大头鲞、海蜇、海带等类，皆可食。

（丙）身体（一）日中极热时，不可做过剧之运动，及过劳心思，热度在九十五度以上时，宜暂停工作。（二）宜少往酒店、菜馆、饮食及赴戏园、寺院，与众人群集之地。（三）勿久睡，勿在露天睡，及夜间露天久坐，勿犯房事。（四）日中出门，须用凉伞，以遮日光。（五）勿触雨湿阴露及雨至开窗，与迎风沐浴。凡沐浴须择凉净无风处，以清洁其身体。（六）夏月被褥宜时时曝以日光，有湿气者，不可用。（七）衣服宜时常更换洗濯，勿用其有垢腻者，且衣服不宜过冷过暖，必候适度为安。（八）勿往有疫病之地，只或亲戚朋友家，不能不去看者，须先以川椒末时涂鼻孔内，或雄黄末亦可，或以阿魏嗅鼻，或樟脑丸置鼻傍，以辟病秽气，则不致传染。出则以纸探鼻内，能得嚏更妙，使秽气病菌不吸入内脏矣。如觉尸臭腐败秽恶之气，偶骤吸入，即服紫金片五分化服，并忍饥数分钟，即时解散，切勿遽食，补物更忌。若闻病人汗气，入鼻透胸，即散布经络。初用白芥子研末，温水稠调填脐中一二层。上以壶盛热汤熨之，至汗出而愈。以上三项，均为个人卫生之最要。且易于实行者，苟能人人行之。不但不染疫疬，且可却病延年。愿吾国人士，废俗说，破习惯，毅然决然一切施诸实行。彼欧美各国，不复敢以东方病夫目我矣。其他如公众卫生，与隔离防疫，则属诸行政范围，非我医生权力所能办耳。

（见《绍兴医药学报》 1923）

17. 哈士蟆之功用

考哈士蟆如虾蟆，两足长，南中似为补品。已遍销各行省，或谓产于海，非也。考之古今医药诸书皆未载，阅近人《北游笔记》，尚有志其产地、形状者，语多确实，惜未详其效用。如《清稗类钞》云：哈士蟆生鸭绿江浅水处之石子下，上半似蟹，下半似虾，长二三寸，鲜美可食。人以之为滋养品，昔皇帝祭太庙，必用此物。《曼陀罗闲话》云：奉省山中产哈士蟆，似虾蟆而小，其色绿，作金光，腹淡红，以生太子河畔者为佳，盖别是虾蟆中之一种。居常在涧边石罅口，不在水也。取其腹内之脂肪为菜品，其味清鲜而不腻，其质精白而无滓，洵佳肴也。采食之时，在三四月间，过时则脂不足，成肉块耳。然亦有赝者，赝者肉粗而不滑，味淡而不腴，为异云。又魏声《和鸟林旧闻录》云：哈士蟆产吉林东南，长白山溪谷中。遍身光滑，尻无窍，并不辨其雌雄。土人云：雄者值山中新雨后，腹生涎沫，雌雄常黏合，虽刀劈之不解，即其交尾时也。饮而不食，无排泄器，寒霜必降，辄膨胀而死。剖之，满储黑粉，如石灰之屑，惟两肋各具肥腴，莹白脂肪质一二枚，烹食味鲜美。或谓此物饮参露水而生，故其据处，皆产参耳。综考前说，此物产于北方寒带，常饮参苗上露水，不食别物，生长于春夏，当参苗繁盛之时，至秋末空气寒冷，露结为霜，参苗经霜凋枯，而此物亦不饮。由膨胀而僵，盖露为天空清气凝降所化，参乃地脉英灵而生，此物能吸饮二精而生长，不受肃杀寒冷之阴气，谓其得阳气之全可知，即所谓全阴用阳是也。且饮而不食，尻无窍而不排泄，其水饮仍从阳窍化气而出，可知其性质温平无毒，气腥味微咸，色白，久煮不烊，故能坚益肾阳化精添髓泽润肺脏，增长脂肪，为脾肾虚寒，气不化精之要药。若肝肾阴枯涸，潮热烦躁，干咳咯血，盗汗不寐，大便溏泄，总肾亏不能涵肝，肝阳无制，化火上扰，此即所谓壮火食气之症。及脾胃不健，消化力衰微者，皆宜少食。此物虽古书无考，就其产地之天气，生长之时期，好恶之性质，参以服食后试验之成绩，以一得之见，说明其效用，是乎否乎。以质诸当世医药名公指正之。

（见《大众医药月刊》 1934）

18. 燕窝

燕窝　为我国有名之补品，或做珍肴，或供药用，大抵人皆知之。但其名称、科属、产地、形态、种别、成因、培养、采制、成分、效用、配互、发明等，宝贵之学理，本草之所未详，恐鲜有知之者。且近来人造燕窝充斥市尘，鱼目混珠，尤不可不辨也。爰作斯篇，以告国人。

名称　系雨燕科中之金丝燕，食海生物所化之唾液，吐出所营造之窝，故名燕窝。有毛者曰毛燕，无毛者曰光燕，或曰暹逻燕，曰龙牙燕。

科属　金丝燕，为脊椎动物，鸟类，鸣禽类，雨燕科，金丝燕属。

产地　天然燕窝，产于南洋婆逻洲、苏门答腊、纽几尼亚与达加斯加马来群岛、爪哇、西伯里斯、印度及中国闽广沿海等处。《海岛逸志》云，海滨涯岸，石齿嵯峨多洞壑，海燕千百成群，巢于洞中，自万丹、巴城、三宝垅、竭力石、南旺、马辰、猫厘把，实不下数十处，皆荷兰之有力者掌握焉。天然燕窝，营巢于海外断崖绝壁，如暹逻燕、毛燕是也。近来南洋爪哇等处，以天然采取甚艰险，有筑室培养营巢，如龙牙燕、大峙燕是也。其色白嫩质松，因不见天日故也。其产额以婆逻洲为最多，后来由此地方输入我国，据十年前之统计，每年运入值银有三百五十万两之多云。

形态　金丝燕，体如夜鹰，形似雨燕。其嘴、足、毛羽呈暗黑色，颊边有褐色之斑点，背部带绿色，间有金丝光，胸部见浅篮色，腹部间白色，足短，翼之尖端超过尾羽寸许，尾之大部分间白色，身材较小于普通之燕，此金丝燕之形态也。燕窝者，乃其唾液所营之窝也。

种别　天然燕窝之品质不一，上品者曰头水暹逻燕，质白光洁透明，囊厚内有网丝，落水膨胀力甚强，一钱能胀至一两七八钱，此为第一次营巢，故曰显水燕，其精力最足。第二三次营巢，则囊薄，色白黄带灰色，或间有红斑，虽亦产暹逻，质性已薄弱，膨胀力亦大减，每钱可发至七八钱。产南洋、爪哇各岛岩穴者，曰洞燕，在饲养室营巢者曰厝燕。洞燕，糙米色，质坚间有细毛；厝燕，色白质松毛少，落水涨力，虽亦有以一分至十分可涨，然一煮即烊，其力不及天然头水燕之强。历燕产龙牙岛者，曰龙牙燕，以囊厚色白有神，内有网丝绷满者为优。福建泉漳沿海产者，夹毛者多，名曰毛燕（外国格里斯亦产之）。亦以肉厚色白有神，红根毛轻，每只有藤串眼者，曰牡丹毛燕，为最佳。其他囊薄毛重，色白带灰黑者次，大抵采下之后，不加精制，亦不整齐，乃浸于水中，弛其结合，除去羽毛及其他夹杂物，再干燥之。他如天然燕窝，与日本人造燕窝，凡有经验者，亦各有区别。若天然燕窝，色泽较润，有神光，虽夹杂有毛，出于自然，且有鲷鱼味。人造燕窝，色呆白无神，质粗略坚硬，有海藻气，或全无气味。以此分辨，一无遁形。凡天然燕窝，以带红紫色者为最上品，白色者亦佳，带黑色多毛者最下也。

成因　天然燕窝，由海燕食海生物，化生唾液，及他种结合物质所酿成。此种海燕，名金丝燕，其所窠于岩礁绝壁之上，状如兜，其纯粹由唾液造成者，则为内色纤维质，其状如海绵珊瑚之着生，排列无序，浸水则柔涨大。但普通多含有他种之物质，从来对于是物之学说甚多，兹就其有价值者分别录之，以待考正。

(一)“泉南杂志”云，远海近番处有燕，名金丝燕，旨尾似燕，而甚小，毛如金丝。临卵育子时，啄蚕螺而食。土番云，蚕螺背上肉有两筋，为枫蚕丝，坚洁而白，可补虚损已劳痢。燕食之肉化而筋不化，并津液呕出，结为小窝附石上，久之燕雏能飞，海人依时拾之。

(二)《岭南杂记》云，燕窝有数种，乃海燕食海边虫，虫背有筋不化，复吐出而为燕窝，缀山海石壁之上，土人攀援取之。春取者白，夏取者黄，秋冬不可取之，则燕无所栖，冻饿而死，次年无窝矣。

(三)《湖海楼奇》云，燕窝出广东，乃海燕食小鱼，吐涎液营巢于岩石，故名燕窝。

（四）《崖州志》云，崖州海中石岛，有玳瑁山，其洞穴皆燕所巢，大者如鸟，啖鱼，辄吐涎沫，以备冬月退毛之食。土人皮衣皮帽，秉炬采之，是为之燕窝。

（五）《闽小记》云，燕含取小鱼，粘之于石，久而成窝，有黑白红之色，最下。红最难得，能益小儿痘疹，白色能愈痰疾。

（六）《庶物异名疏》云，海燕拾海上无毒香疏结巢，燕去巢后，人取而煮食之。

（七）《华夷鸟兽读考》云，海燕大如鸠，春日巢于危崖绝壁，茸垒乃白海窝也。岛夷伺其秋去，以修竿接铲取面鬻之。

（八）《海岛逸志》：燕窝者，燕窠也。燕食海菜，吐而成窝，岁冬夏二收，譬如取蜂之蜜，多收则败矣。

（九）《清科类钞》云，金丝燕，燕之异种也。体小于燕，背褐色，尾腹间白色，产于我国、印度，恒居崖穴中巢即燕窝。

（十）《粤录》云，海滨石上，有海粉积结之苔，燕啄食之，吐出为窝，垒崖壁之间，岛人俟其秋去，以竹竿接铲取之。海粉性寒，而为燕所吞吐则暖，海粉味咸，燕所吞吐则甘，其形质尽化，故可以清痰开胃。云他如《蠹余录》、《茶余客话》，亦云产绝壁，或云穷崖邃谷，均言黏着石壁或洞穴，不能移动，其间虽有云啄蚕螺，或云食少边虫，或云食小鱼，或云食无毒香蔬，或云采海菜，或云食海粉，然皆属海产小生物，皆经过海燕胃中消化而吐出，唾腺分泌一种黏液所造成，皆营巢于危崖绝壁，而为天然燕窝之生。诚无疑，然诸说中，犹以一二七八十五说理由较为翔实。

（十一）《威鈘窗臆》云，海际砂洲生蚕螺，背有两筋，坚洁而白，燕啄食之，肉化而筋不化，并津液吐出，结为小窝衔飞渡海，倦则漂水身上栖其中，少顷，又含以飞，海人依时拾之以货。王世懋《闽部疏》亦云，燕窝，海燕所筑，衔之飞渡于海，翩倦则掷置海面，身坐其中，久之复衔以飞。《查浦辑闻》云，海燕南海归，海外水边难飞，因啄小鱼肉做窝，口衔之而飞，飞倦即投窝水中，栖止其上，少自复含之而飞，故东南风则飘掠近岸，人就取之。

据上诸说，虽云海燕食蚕螺小鱼做窝，与前条亦同。惟云做于海外，不着石上，燕飞渡海，而以此为舟做栖息，此则孩稚之语，且燕窝具半月形，外边剩半边，内口平齐，贴石上处无边缘，落水即遭没顶。且入水不一时，即膨胀离化，海外风涛，又不知几千百里，岂此区区浅浅无边之物所能浮海乎。

再据科学上实质以研究之，燕窝乃海燕所营之巢，富于胶质之物也。非若普通燕巢，叠积柴草泥土而成，而此种海燕之巢，则从口内泌出唾液状之物质而成。试观燕窝之实物，色白而强韧，光泽甚显，略如黏着牢固之纤维，可知燕窝之材料，绝非直接采取于外界，而吐出于口中者也。考其胶质之成因，有谓海燕能采海边白璧微瑕之海藻，如真珠苔等而成之者，先取藻类吞入胃中，经胃液酝酿后吐出，遂成胶状质，有此乃该燕口中分泌之黏液也。或谓海燕衔海藻于口中溶解之，以其琼脂质，混他物而成。依此说则燕窝为海藻之琼脂所制成，然燕窝化学分析之结果，所得成分，与海藻大不相同，亦有谓将燕窝染色，而窥察于显微镜之下，毫无细胞膜与细胞核等，可认植物之组织。惟有黏液之凝固物，全体均一成，所谓无构造之物而已。由前说，则海藻之变为胶质，依何作用，尚未明了，由后说，则与实物之状态相符，故燕窝可决其为海燕之唾腺，分泌一种织细黏液凝合而成，决无疑义。

海燕在生殖期内，舌下之唾腺特形发达，善于分泌，黏液浓厚如阿剌伯树胶，能胶着纸片等物，设胶著此黏液于棒上，而回转之，能自其口中续续引出，不啻饴糖之卷绕指端，且此黏液，实自舌下，唾腺之开口分泌而出。要言燕窝乃海燕之自身产出物，略似蚕之吐丝以作茧，亦如蜂之酿蜜而营巢，当其营巢之际，行由其嘴之作用，涂着黏液于崖石或板上，然后引黏液腺于左右，渐次叠积，以成燕窝。亦有采集毛发等物，混入唾液之凝固物而成者。如巢之后壁，即草片毛发较多之处也，此皆天然燕窝成因之原委耳。培营养法，张禄云，海燕为海滨所产之燕，营巢于沿海之崖壁，故南洋群岛，土人见礁崖绝壁下有燕窝，即负篮带刀，悬绳冒险采取，时有落于海中，而饱鱼腹者。是故爪哇一带华侨，多用人工设燕场，饲养海燕，安安逸逸，取其窝而贩卖之，其法用坚牢炼瓦，做成仓库形状，周围留有多数小窗，以便燕之出入，内部则甚阴暗，内壁以木材制成方格，海燕即于方格之隅营巢育雏，至成飞而至他处，翌年复寻旧巢。闻爪哇地方，经营此事者，以华侨为最多。日人亦闻有之，所产燕窝，每年由新加坡输出，价值过四十万元云。

顾绍衣云，海燕营巢于沿海石壁，土人取其巢为食品，故原其始，燕窝实野生之物也。南洋燕窝，既盛销于中国，能售高价，以博厚利。故吾国人之侨爪哇婆罗洲等地者，特建筑适宜之屋宇，以饲养海燕，而取偿于其所营之窝。爪哇之东有城市，曰格利斯者，人口约有一万，饲养海燕之业十分发达，欲参观饲养屋，往往见拒于主人。一因海燕见生人，不免惊扰飞散，既逸之海燕，势交不复归巢，一因地方上有盗取海燕之恶习，为盗之人，间有借端入室，窥察路径，使其盗劫之技，尽夺其燕窝者。有此二因，故不得当地人之介绍，不易入室参观。

海燕饲养室，大抵两层楼房，楼下仅有入口，设以坚固之板门，四壁粉刷白垩，不设窗户，亦无楼梯，仅于楼板上，开一方四五尺之户口，楼上亦无窗户，开小孔一二，仅是容海燕之出入，故室内光线甚弱，所以防盗贼也，楼上下天花板之高度，约在一丈三四尺左右，天花板之下面，每格一尺二三寸之距离，侧置木板，广约五六寸，厚约七八主分许，形如楼楞，供海燕营巢之基础，一室之内，可营巢至三百以上。巢板之侧，又处处支以横杆，为海燕息足之所，海燕之栖止于室中者，皆甚安静，仅微动其首而已。据饲养海燕者之言，谓海燕皆盲其目，虽登梯采取其巢穴，亦不知逃避，设以海燕自甲巢移至乙巢，当立足未稳时必拍其两翼，如欲下坠。由此观之，似海燕之盲目，当属非虚。但其既盲，势必无以觅食，是所谓盲目，必非真盲也。

采制　天然燕窝采取之时期，及采取之方法，与人造燕窝之原料及制造法，胪列于下。

（甲）采取时期金丝燕，为维持自身生活之安宁计，营窝于断崖绝壁，非常危险之海岛上，约费三月之工作，方能成功一窝。土人于其未产卵以前采取之，而海燕再筑第二窝，一月落成，复被采取，又再筑第三次之窝。燕居窝中产卵，不数日孵化成雏，发育甚速，其产卵分早春、近冬二时期，俟雏燕完全成长之时，母子即离去近海，寻南方暖陆飞去。采集者复攀登绝壁，从事第三次采集。《动物大辞典》云，燕窝品质之高下，与该燕所栖之洞穴，及采取之时节有关系，欲得上品，须于雏之羽毛未发育时，产窝中之卵而采取之，若雏已发育而飞去者，则呈黑色，且带血痕，甚或羽毛交杂，几不可用。其采取期，概在四月、八、十二月间为优。

（乙）采取方法：《蠹余录》云，燕窝产危岩绝壁，采取非易。业此者，每寻鲍鱼为导线，盖燕窝下必有鲍鱼。自海岸起相离数尺，则衔一介，捕者先持铁铲，轻击鲍鱼，鲍即紧吸石壁，其劲力甚大。乃足践其一，手持其一，陆续缘之而上，燕窝既得，即顺缘而下，随下随将鲍鱼铲下。故燕窝所得，鲍鱼值亦称之。《茶余客话》云，许青严方伯语予云，燕窝产海岛中，穷严邃谷，足力绳竿之所不及，故舶养小猿猴，善解人意，至山岛间，以小布囊系猿背上，纵之往，升木深岩，尽剥塞囊中而归，猿之去也。若不得食，三数日始返，海客治果饵充囊中，俾之远出不饥，拙者出即剥塞囊中，归即倾囊不过数片，为果饵与地也。其黠者将果饵倾岩窦间，剥塞满囊尽燕窝矣，空而复去，尤为便值。猿一值数百金，货数倍于拙者云。张禄《燕窝谈》云，南洋群岛土人常乘小舟，风岩礁绝壁下有燕窝，即背挂网篮，腰带长刀，用绳之一端，系岩壁草木上，一端跨于腿，依绳上去，采得后放背篮内，复依绳而下，但此法非常危险，偶不小心，即落于海中，而饱鱼腹，如天然燕窝采取方法，虽各有不同，然营巢于危岩绝壁则无异，采得不易，故更珍贵，不若饲养燕窝，随时采取，无甚为难也。

（丙）人造燕窝之原料及制法　日本岛国，四面环海，故海产植物亦不少，被用种种方法，为“人造燕窝”所取原料，即海藻之属。乃系海索面类之石花菜、鸟足藻等。其法即以此类浩荡，晒经台陆地，俟其将干，以淡水洒之，如是一晒一洒，约至七八次，则海藻变为淡黄色，俗名漂白。于是商人等，买此漂白海藻，用水煮后，以布袋滤之，以所得滤液，冷却凝固，即成为琼脂质（俗名洋菜），是质除做燕窝，输入吾国外，且输出法德等国，做丝织物之湖料。每年出口值银一百五六十万元云。

成分　据张禄《燕窝谈》，考得处海燕之唾腺分泌一种黏液，制成之天然燕窝，分析之结果，其成分为：

水分　10.40%　一含窒素物质　57.40%

脂肪　00.09%　一无窒素越几斯　22.00%

纤维　1.40%　一灰分　8.74%

又以水蒸气处理之，溶解于水者为：

有机物质　74.30%　一无机物质　7.14%

又据美国生物化学杂志，载吾国王女士对于燕窝之研究，大要谓净去燕窝之毛，加以试验，其灰分之平均百分数，为二．五二。此灰分溶于盐酸，其中有磷百分〇．〇三五，有硫百分之一．一〇，当燕窝起加水分解时，得还原性炭水化合物，至少百分之一七．四，其所含之蛋白质有数种，其氮之分布，约略如下：

硫铔氮　N〇．〇八%

肥泥蛋白质氮　N六．六八%

黏胶蛋白质氮　N三．九五%

尿硷蛋白质氮　N一．三九%

单铔基氮　N五．一九%

水解干酥蛋白质氮　N二四．六%

组织蛋白质氮　N六．二二%

非铔基氮　N七．二二%

据研究所得，胃液酸质及膵液酸质，解消化燕窝，惟不如消化煮过鸡蛋白之易，用之以饲动物，实验之结果，表示燕窝蛋白质，亦非佳滋养品，不足代替他紧要之蛋白质，为食物之原料云。

效用　味甘平无毒（《逢原》），味甘淡平，大养肺阴，化痰止嗽，补而能清，为调理虚损痨瘵之圣药。一切病之由于肺虚，不能清肃下行者，用此皆可治之。开胃气，已劳痢，益小儿痘疹，可入煎药。或单煮汁服（《茶余客话》）。能止小便数（物理小识），壮阳盗气，和中开胃，添精补髓，润肺止久疟，化痨涎（《食物宜忌》）。红色者治血痢（《岭南杂记》）。燕窝入鸭梨，加冰糖蒸食，治膈上热痰（《岭南杂记》）。秋白梨一个去心，入燕窝一钱，先用滚水泡，现入冰糖一钱，蒸熟，每日早晨服下勿间断，治老年痰喘神效（《文堂集验方》）。白燕窝二钱，人参四分，水十分，隔汤顿熟，徐徐食之，治噤口痢立效（《救生苦海》）。燕窝二钱，冰糖钱半顿食数次，治老年疟疾及久疟、小儿虚疟、胎热（《试验方》）。翻胃久吐，服人乳，兼吃燕窝而愈（《文堂集验方》）。燕窝二钱，生黄芪钱半，煎浓汁服。治小儿气液不足，痘顶凹陷（《经验方》）。暴而咳嗽，吐血乍止，以白燕窝与冰糖同煮连服。取其平补肺胃，而无止截之患，惟胃中有痰湿者，令人欲吐，以其甜腻恋膈故也（《逢原》)。

发明　海燕衔蚕螺、海粉、鱼虫小生物，经胃中甜肉汁酸汁，化为唾液，吐而做窝，得风日阳和之气，其味甘淡微咸，能使金水相生，俾肾气上滋于肺，而胃气亦得以安，为食补品中之最驯良者矣。如养胃液滋肺津，润燥泽枯，生津益血，止虚嗽虚痢，理膈上热痰，病后诸虚，尤为妙品，治高年虚嗽虚疟、小儿胎热及痘疹元虚顶陷者为最效。今人以之调补虚损劳瘵，咳吐红痰，每兼冰糖煮食，往往见效。一切病由肺脾气虚，肝阳上扰，不能清肃下行，皆可治之。久任斯优，若阴火方炽，血逆上奔，虽服无济，以其幽柔无刚毅之力耳。《饮食辨录》云，性能补气。凡脾肺虚弱及一切虚在气分者宜之，又能固表，表虚漏汗畏风者，服之最佳。每枚可重在一两以上，色白如银，琼州人呼为崖燕，力犹大。一种色红者，名血燕，能治血痢，兼补血液，有表邪人切忌。《从新》云，今人用以煮粥，或用鸡汁煮之，虽甚可口，然乱其清补之本性，岂能已痰耶？有与冰糖同煮则甘壅矣，亦岂能助肺金清肃下行耶？此皆关于燕窝效用宜忌之发明大要也，服食者宜注意之。

关于本文参考书报　顾绍衣《燕窝谈》(《东方杂志》十五卷八号) ○张禄寸曦炳《燕窝谈》(《武昌博物杂志》第三卷第二期) ○《燕窝之成分及其效用》(民国十三年三月八日《中报常识》) ○《本草纲目拾遗》○《动物大辞典》○其他各种笔记游记，均有注明引用书名，不及备列，阅者谅之。

(见《康健杂志》　1929)

19. 人参

命名　人参略似人形，故名人参，又名神草。产吉林，以野生为贵，故又名吉林参，或曰野山参。

科属　人参为五加科，人参属，为多年生宿根植物也。

产地　分区域所属，土壤气候。

区域所属　产于吉林南、奉天东之长白山及吉林之宁安县，野生者为最佳。抚松、宽甸、通化、临江，兴京者次之，其他奉吉界属，近山各县亦多产之，惟功用稍差。吉林南境，濛江迤东，如南岭北山等处参营遍地，皆由人工栽种，功力薄弱，过时各省所市卖者，皆此类也。

土壤气候　大抵天然产之山参，咸于上述各山阴处见之。若在山阳，易遭动标的物侵害，得甚稀也。

(《梵天庐丛录》)

人参生于极润之处，故禀性属阴。不若其他植物，多生于阳处，而喜受日光，藉以生发。独参见日即烂，其多生于深山密林之中，赖湿润以生长。产参之区域，山势极多险峻，周围千余里，皆重山大川环绕其间，森林茅草遮掩遍山，晨起视之，瘴雾弥漫终年不见日光。寒风透骨，其有终年冰雪不能溶化之处。(节录《李春芝药物游记录》)

种别　分区域鉴别、形色鉴别、性质鉴别。

区域鉴别　《梵天庐丛录》云：大别为山参、移参、养参三种。山参系山中自然生成者，品质最美，价值最高。

移参就自然生成之参苗，再行移植培养者，俗名称山参，品质次之。养参以参籽播种而成者，俗名秧子参。市上所卖，率以养参为多，李春芝则分老山、大山、扒山、移山、石柱、秧参，为六种。老山系产于长白山者，年代在二百年以上，至少五六十年者，能补将绝之元气，为最佳品。大山，凡生于山中，在数十年者，无论大小，统名之曰大山。治疗虽与前同，而功力较薄耳。扒山为山野所生，苗将出未出之际，或被猎人或禽兽跻踏，参苗陷入土内，再数十年复苗，或有至四五十年始苗者，为采参者所得，故名扒山参，治疗之力与山参同，惟形状略差耳。移山亦野生，在三五十年不等，为采参者所见，明知年限尚少，又恐被人采去，将其掘起，栽于家园或移植于山野者，故名移山参，治疗功力较大山、扒山次百分之六十五，其性稍异。石柱参产于宽甸，石柱沟者惟园种颇多，其效用较大山参减百分之八十，俗各石柱子。秧参即各县参圃所栽种者，大多出于人工，且有赤白二种，其性味带燥，惟补气尚可。

形色鉴别　李春芝曰：老山、大山等参，其嫩皮如锦而实坚，纹细而腻，芦头与须之旁，天然长成珠结，一年一结，芦长二三寸许，细验即知其年限，家园秧参，皮组纹劣，或上身有纹，亦系作者，而无珠结。总之无论作者如何精巧，其珠结不易伪造，更不能续接也，即此一法，亦可知参之真伪矣。《龙江乡土志》亦云：野山参，有米珠在须，其纹细，横秧子参，顺纹无米珠，米珠即结也，所谓秧参，即凤凰城、濛江之货生蒸者，形色白秀，体松而瘦长，皮色多糙纹，皮熟细致者少，味甜无余味。近人所谓白抄参、秧子参、太子参，皆为白参，即其类也。船厂产者，其地周二百里内外所产，较凤凰城坚实，且红润可观，味苦微甘，其空松者亦多，俗所谓厂参、边江参是也，皆不道地。

性质鉴别　人参野生，历年愈久，性愈温和，其精力亦足。因其吸天空清静之气足，受地脉英灵之质厚，故效力逊也。《梵天庐丛录》云：产野参之地，其树色鲜秀，树枝叶坚茂，盖其土性特异也。且人参形状，代有变态，据近时辨之，虽野山参不可得，而秧参辨之，体质宜坚白，皮宜细紧，有横绉纹，芦蒂宜凹陷，芦上桠节宜多，桠节多，即年份多故也。味宜甜中兼苦，且有清香气，而有回味，方是上品。否则皆侧路，此亦炳章所经验也。

形态　分花茎形色、宿根形状。

花茎形色　《东陲游记》云：辽东人参产宁古塔，即今吉林宁安县地。四月发芽，草本方梗，对节生叶，掌上复叶，形如秋海棠，六七月开小白花。花白如韭，大者似碗，小者如钟。八月结子，若小豆而连环，色正红，久之则黄而扁。初生一桠，四五年两桠，十年三桠，久者四桠。每桠五叶，茎直上即扈从《东游日记》，所谓百尺杵也。高者数尺，低者尺余。李春芝云：六七月开花多紫红色，结子如米粒相仿，亦红色。凡山林野生之花草，多丛杂一处，开花数朵，或数十朵不等。参独不然，花开独一枝，单生一茎，不与俗草为伍。他花随风飘动，而参花不能摇而反静，诚仙草也。故入山采参者，类多识之。炳章按：摩樵《人参栽培法》云：人参第三年始开花，即由一个长花柄之头部，簇生数多之花梗，开白色之小花，是年亦能结实，然结子形小而少，不能为种子用。《东陲游记》与摩樵《人参栽培法》

皆云开白小花。惟李春芝云开花多紫红色，不知谁是谁非，岂别有一种苗本，想李君出身奉省，耳目较近，意想亦不有讹。以待考正。

宿根形状　人参者，植物类多年生宿根，长至六七寸，肥至四五分许，短者二三寸。分歧略似人形，或缺臂少腿，或如虾蟆形者，种类甚多，大概近人形者，约十之六七，似他动物形者十之三四耳。其外皮葱白色，内部类白色，稍带柔韧性，味甘微苦，有芳香气。

采取　分采参组织、挖参状况。

采参组织　《梵天庐丛录》云：长白山北，有老林地方，处处产参。清初禁止采挖，参客讳参曰棒槌，采参为挖棒槌，亦名放山。采参者人持一棍，名索罗木棍，其放山分三期，初夏为放茅草，其时百草甫生，参芽发露，觅之尚便，夏季秋初为放黑参。时则丛林浓绿，辨别最难，秋季为放红头，则参苗顶心，结子浅红，识之甚易。又云放扫帚头，事毕下山，曰辍棍。

挖参状况　当进山时，有把头者，名曰山头，领其伙伴，远望各山，把头者验得参苗，即剥树皮盖窝棚，相偕出寻，各人相距丈许，执索罗木棍，将草撩拨，详细注视，参苗高数寸，苗头平分数茎，每茎五叶，形如掌状，瞥见参苗，即招集各人，左右前后，再三搜觅，缘有苗不止一处，偶有孤苗挺生者，亦百中之一耳。挖参时，量参草之大小，刈其四周之草。而后向内刨，一面起土，一面用骨簪拨辨草茎，恐防参之根须损伤。挖出之后，裹以青苔，包以树皮，俗称捧根，大者每株二三两。李春芝云：采参者多于每年六七月间，由实伏日起，至末伏日止，采取之人多结数十人为一帮。凡遇人参，首由头目验视，确定后，支配数人，持械掘取，拂以泥土，携之而回，名水质参，加以制造，始行出售。

种植　分移种、苗种、整畦、播种、移植为五项。

（一）移种　取野生者，年限不足，掘取移栽于家园，或山野者。《梵天庐丛录》云：其年份不足之小参；下山移植参营者，即为移参；形质坚状者，价亦昂，其移种法，与下列移种第二本圃法同。

（二）苗种　李春芝曰：栽种人参之法，将参圃内掘成大沟，上搭天棚，使不见日，以避阳光，将参籽种于内，二三年内始行生苗，将苗挖出，倒栽地下，以其生殖力向下，以灌溉芦头，使其肥大，以壮美观。而易作伪，七八年间即长成。

（三）整畦　《梵天庐丛录》云：种参之圃，名曰参营。凡三种，一为苗圃，发参苗用者；一为第一本圃，发苗后移用者；一为第二本圃，种至三年后，再行移植者。地址，择向阳斜面地，每圃叠土为畦，高二尺，宽五尺，长三丈，上用山灰。质软色黑腐蚀土，施以牛马粪，搅以当细，每畦距约三尺，以资排水，而便人行。每畦周围树立木架，架上盖木板，前高后低，以便流水，山民称参营，又称板子营，栽参一畦，称为一架棚。每年择春秋季，揭板向阳三五次，至霪雨连绵时，放雨一二次，皆有程期。

（四）播种　其栽种之法，预选最良种子，秋季窖地，次年芒种后取出，在苗圃畦上，每间一寸五分，播下数粒，上撒土灰，或覆干草树叶，不过旬日，芽即发现。培养至秋分后，即移到第一圃内，排列插莳，每株相距约四五寸，参之所忌，为烈日水湿，参之害为杂草虫鸟，此后生长发起，防护宜慎。

（五）移植　经三年后，第一圃不能容受，再移至第二圃，每株相距一尺以外，是经第一圃之畦，为数倍常种苗圃。第二圃苗数，更当倍之。因参秧移植后，发育甚速，占地甚广。如是再四五年，前后约八年，即行收获，炮制出售。产额秧参全凭人工培植，收获之多寡，即亲乎人之勤惰，约计参一亩六分收量，生根在九百斤，乃至一千二百斤，干燥后，能得一千二百两，平均计算，每两计三角五分。可得银五百六十元，吉林面境、濛江、遆东参营遍地皆是，据营口税关报，岁约三四十万斤，其利亦云巨矣。

炮制　《梵天庐丛录》云：人参在白露节后起土，先用小毛刷洗去泥土，而后炮制，炮制俗名做货。做时以沸水煮到半熟，刷去浮皮，用白线小弓，剔尽参纹中尘土，再以冰糖熬成清汁，将参皮浸渍一二日，再排列于蒸笼，上锅蒸熟，蒸笼须用马尾毛编成细丝形，蒸煮时候，火力大小，务宜合度，过蒸则烂，不足则腐败之虞，蒸至适当火候，取参出笼，排长方之火盘内，下用文火烤干，约一昼夜之久，至不黏腻，不过燥为度，后移于器，置于坑上，俟其徐徐收干至八九分，才为毕工。亦有不煮水，不浸糖，而生刷生蒸者，名曰丽参。即假高丽参之粗制法，其效则一。山参、移参、养参，制法皆同，惟李春芝之制法，略有不同，附录于下，以备参考。李春芝曰：制作人参，其法有二：一糖制，将人参取来，用水洗净，剥去老黑皮，再用绒制之弓，将参之周身拉成细纹，用针遍刺出孔，洗糖锅一只，先上白冰糖，同水煎熟。糖亦溶解，移时候冷，将参掷于锅内，以糖汁浸一宿，翌日取出阴干，为免坏烂之虞，名曰白参。二蒸煮，亦用前法，将参洗净，用蒸笼干蒸之后，取出晒干即成，名曰红参。

成分　人参之有效成分，据日本近藤平三郎、田中仪一报告，爱寿辣克脱辣脱 0 六八三% 中，含有人参香气之物质，为挥发性油状体，与不挥发性黏稠物质之混合体构成之。

美温辣科罗珂来脱辣脱二五．六六三 00 中含有萨且罗斯，与一种萨波泥状之琪珂边，华寿来克辣脱四万七七．六六二% 中，含有黏液及抱水炭素之混合物。据卡里苦司氏就北美产人参（即西洋参）而研究其成分，发见喷那宽依龙，其后日人藤谷功彦氏就朝鲜产及日本产人参而研究之，亦得同样之结果。朝鲜产（即别直参）含有 0 三五%，云州产（即东洋参）含有 00 八三%，卡里苦司氏所得之成分，则为不纯之物质。又日人朝比秦泰彦及田文太雨氏，于须人参中，发见撒帕凝。井上圆治氏所研究之竹节人参，亦得一种糖原汁，为撒帕凝之属。以上三者之性状，已有张天德君译登前申报常识栏。兹胪列于下，以供参考。

（一）卡里苦司氏，发见喷那宽依龙。其方程式：为碳二四，氢三二，氯一八，乃黄色无晶形之粉末，易溶于水乃酒精中，不溶于依的儿中。有甘草样子甘味及苦味。其水溶液遇鞣酸之溶液，即生沉淀，遇碱性溶液，则变为褵色。与酸类共热时，则发硂酸气。

（二）藤谷功彦氏发见之喷那宽依龙，为雪白色，无晶形之粉末，味纯苦，亦能溶解于水、酒精、冰醋酸及偏苏尔中。不溶于依的儿、嗬罗仿、石油、阿米儿、阿尔考尔、阿米通中，其水溶液呈中性反应，振荡之，则生泡沫。光学上为左旋，其水溶液对反林葛氏液无还元性，加以稀盐酸而煮沸时，则发生碳酸气，而析出结晶性物质，生右旋性之还原性砂糖，其反尼尔屋柴从，于二百另二度，熔融本品，则于一百七十二度左右溶融，而变为褐色之物质。

（三）撒帕凝之方程式：尚未确定，恐为碳三十二，氢五十四，氧十八，为白色或微黄色，无晶形之粉末，稍有引湿性味，初缓和，而后呈持续性之苦味，能溶解于水及沸酒精，难溶解于冷酒精。不溶于依的儿、嗬罗仿、偏苏尔中。其水溶液呈中性反应，强振荡之，则生许多泡沫，光学上为左旋性，惟能破坏赤血球，以百十度干燥者热之，则于百九十度左右，发生泡沫，变为黄褐色之物质而溶融，加以稀薄之监酸，或硫酸共热之，则分解为砂糖及撒帕根银（方程式为碳十四、氢二十三、氧二)。又加以反林葛氏液，则生紫状沉淀，亦能使硫酸铜还原。

据发见喷那宽依龙者之报告，谓此药之价值，全与甘草相同，由发见撒帕凝者报告，谓在药物学上，毫无趣味云。且其化验，为北美人参（即西洋参)、朝鲜人参（即高丽参)、云州人参（即东洋参)，皆非中国之野生老山人参。故其化验之结果，无充分之成绩，且化验药物，凡含有毒质猛烈辛辣味，及芳香物与特性异味等品。凡必陈特别反应与成绩，若平常淡味及甘味缓和性之补品与渗利药，其治病之有效成分在化学上，虽未能显出，然于临床上之实验，成绩甚优。此炳章三十年之参皆经历、试验实例，殊不胜枚举矣。

效能　中国学说：味甘微苦，微寒无毒，且有清香气。《本经》主补五脏，安精神，定魂魄，开心益智，止消渴，通血脉。元素治肺胃阳气不足，肺虚气促，短气少气，补中缓中，止渴生津液。时珍治男妇一切虚证，发热自汗，眩晕头痛，反胃吐食，痎疟、滑泻久痢、小便频数、痨倦内伤、痿痹、吐血、嗽血、下血、血淋、血崩、胎前产后诸病。按白参味甘微苦，性微温，虽壮年人服之，亦无大害，补虚之功用稍迟耳。红参则迥乎不同，味甘微苦，性燥烈，每见青年人服之，有咳吐鲜血之弊，而于补气之功效甚伟。尤宜于老人，疑其为性热者，实所谓气有余便是火也。

日本学说：人参者，汉药之王也，在中国、日本皆赏之为镇静药、催眠药、兴奋药、强壮药，当用于衰弱劳瘵、虚性热等症。同德医药学猪子氏实验云，人参为兴奋强壮药，因为汉医辈所珍重，然征诸临床之实验，则不甚赞赏，在病症危急时毫无作用，惟数日至数周间，接续食之，觉营养稍佳。富田长寿氏之报告云，脉微弱而易压迫者，用之则血压渐增进，用脑脉波计，见脉波渐渐高起。然猪子氏于血行器尚未实验，其有显著之变化。药学士井上圆治氏之实验药学杂志报告云，大要为研究真正竹节人参之阶梯，先研究竹节人参，发见一种原糖质，在药物学上无甚趣味。按若原糖汁，果为心脏要药，则汉医家之说不谬。而人参之有效成分，必为原糖汁矣。斋藤系平氏在庆应医学上之报告，人参之试验。用种种之法，惹起动物（兔）之血糖过多症，后用人参之注射，与内服两途。以实验其及于血糖过多症之关系，其结论如下（但人参是用人参末，与人参精两种）。

（1）人参有制止用爱特仑林所惹起血糖过多症之作用，效力犹以人参精为著。

（2）上记之效力，不论人参剂之注射与内服，皆是同样。但中止之，则血糖过多症亦再发。

（3）对于食饵性血糖过多症，人参亦具有制止作用，中止之则病复来云云。

又报告其第二次之研究。

（1）人参精之对于中枢性血糖过多症之作用，与（2）对于富罗立绳性血糖过多症二项，行严密之实验。其结论如下：朝鲜人参（即高丽参）之作用，不但能抵制爱物仑林性及食饵性血糖症而已，且对于显来项性血糖过多症，亦具有抵制作用，对于用富罗立绳所惹起实验血糖症，人参则不能奏效云。

发明　郑肖岩云《神农本经》：上品首列人参。汉张仲景制方，悉遵《本经》。《伤寒论》百十三方，用人参者，得一十七方，皆是因汗吐下之后，亡其阴津，取其救阴，其理中汤、吴茱萸汤，以刚燥阳药太过，故取人参甘微寒之性，养阴配阳，以臻于中和之妙也。此专指人参而言，若高丽参、东洋参、党参气味则皆甘温，惟西洋参气味苦寒微甘，又不得笼统言之，而毫无区别。已奈庸浅之辈，不察虚实，但见发热则动手便攻，且曰伤寒无补法，是未窥仲景之堂奥也。

若夫日本明治维新以前，医药专重汉学。自医学堂兴，尽弃所学，而学泰西之学，其研究新理，造诣虽深，然就所试验言之，以人参有原糖质，为化学试验之成绩。又云，脉微弱而易压迫者，用之则血压渐增进，而不知血不自生必先补气而后血行，即彼所谓脉波渐渐高起也。不观葛可久《十药神书》，用花蕊石散、十灰散化瘀止血之后即继以独参汤，正以脱血者须益其气，阳生则阴长，其义显然。若火气方逆，血热妄行，则又当忌用。已其曰病危急时，毫无作用者，盖彼第知人参有原糖质，而未知人参佐桂附等品，则实扶危之至，实救急之灵丹矣。其曰原糖汁为心脏之要药，是又未知人参首补肺脏，肺为五脏之长，百脉之宗，司清浊之运化，为一身之橐籥，且肺主气，益气即以益血，阳生阴长，故五脏皆安，又岂仅为心脏要药云乎哉。总而言之，以化学为体验之的据，而弃理解之精微，是终身由之而不知其道者矣。高思潜云：人参为中药中最著名之强壮药，能恢复身体及神经之疲劳，且有健胃之效。其有效之成分，在化学上虽未能显出，然于临床上则实例甚多，古今关于人参治验之案，殆不胜枚举。即近日之业西医者，亦有不复迷信西医之说，而谓人参在临床上实有效验，如丹徒陈邦贤君，即其中之一也。如猪子氏之言曰，人参为兴奋强壮药，然证诸病床上实力显著之效力。在病证危急时毫无作用，惟数日至数周接续服之，觉营养稍佳，氏之此言，最可訾议，爰再辨之于下。

（1）凡补药之获效，非日暮可期，不若吐泻发汗等药，可以随服而随应也。人参在病床上无显著之效力，何足为病。

（2）人参在病症危急时，愈显其功效。如独参、参附之应用，即其铁证。氏之此言，盖误会人参宜于百病，且只使用单味故耳。不知温病之且人参者，数本不多，即宜用者，亦有配合之妙，如参附汤。配以附子、三才丹，合以地黄、天冬，其他方剂以人参为主，而加以配合者，在不可胜数，盖必配合得宜，而后使能与病泛应曲当耳。今当病症危急之时，不问其原因如何，一概以人参投之，所云毫无作用，亦无怪其然耳。

(3) 接服数周，始觉营养稍良，凡强壮药皆然也。又云：中国药品往往有功效卓著，而成分不能明了者，即如半夏一品，为化痰止呕特效药，即外人亦已承认之，而据化验所得，不过含有多量淀粉而已。淀粉果能止呕乎？何以直接用淀粉止呕，而不克奏效。是半夏中必含有其他止呕之物质，而未经检出，亦与人参之有效成分，尚未化得相同也，吾人当此化验中药萌芽之时，万不可执不完全之报告，以轻訾诋历古相传之效药，是则医学学者之态度，所必当如此者矣。

人参为补益调养，与急救垂危脱症之要药，我中国医家病家，为自古重视之珍品。近今西医亦化验其治病之有效成分，而人参之价值更为增高，惜乎形色以何者为真，何者为赝，效用以何症为效，何症为忌，医家殊少专书发明，病家亦无从遵循，实为当今医巢一大缺点。炳章有见于斯，爰将名家著述，证以实验，将人参之命名、科属、产地、种别、形态、采取、种植、产额、炮制、成分、效能、发明，逐项以学理阐发之，俾便医家之采择，病家之参考。其他鹿茸、燕窝、白木耳等，皆为补养之要品，前已次第宣布，以就正有道指正耳。

（见《康健杂志》 1929）

20. 别直参之真伪

别直，产韩国，即古之高丽。其产参之地，如京几道之松都龙仁，平安道之江界，全罗道之锦山，忠清道之忠州，其间以松都产者为最胜。红参制造官厂在焉，其地在韩京之北二十余里，四面皆山，居北纬三十八度，寒暑之差殊甚。如松都产者，以金刚山出者，曰金刚参为最上品，即今正官别直也，而拳头参次之。且有官私之别，红白之分，官参，松都所产，由义州出关，加以重税，私参，别处所出，多偷漏出口，故曰私也。广报云，白参虽不行于内地，而实则红参鲜时亦是白参制成，不过加附子水以酿其色，价且较白参为昂。及考其性，红参又远不逮白参之和平，故土人无食红参者。盖别直虽为种品，如历年愈久，质味愈良，古时每栽七年而采，后则五年而采，近世韩国割让日本，日人多精农学，教以人工栽培速成之法，三年即能采买，故其受气逐年薄弱，而性味效能，亦年不如年也。凡辨真伪，若真正官别，体态圆方形而直，芦头大，与身混直而上，皮面近芦有细横绉纹，中身细直纹，杈须则无纹，味苦兼微甘，鲜洁而有清香气，煎淘多次，汁清而参仍不腐烂，此为最上之品。近时射利之徒，多以厂参伪充，即俗所为扁刚、石渠子是也。考厂参中身大，芦头小，颈细，杈下亦粗圆而大。皮纹直而粗，味苦而兼涩，煎淘汁混，参亦腐化，以此可辨为赝品。若厂参以钎灰同贮藏年余，参性受灰炕燥过度，形质因此坚致，煎之亦汁清不烊，其味仍苦兼涩，不若真别直质味之清香鲜洁也。

（见《幸福杂志》 1933）

21. 关于药学上及植物上的研究人参

一、人参如何形状

人参即高丽参，又名朝鲜人参，其形与五加木及土当归等相同。是属于五加科的多年生草木，其栽培甚难，须四年乃至六七年方可收获。但是在山林中自生者，近则不下三十年，远则有超百年。

人参之根是白色，须根多而歧，但其根是供于药用的主要部分。人参之叶似橡树的叶（一种七叶树），一年生长仅有叶二片，二年生则有五片的复叶二枝，三年生三枝，四年生四枝，五年生五枝，过一年则增一枝。到了五年以上则不生殖，实上有趣的植物。而且人参大概到了三年生方在开花结实，其花形小而青黄，多如积丛，至余开余，无甚可观，实与长形的浓红色南天竹同样，故极美丽。

二、人参出产何处

人参适于暖带的北部，故满州朝鲜是主产地，日本与美国虽亦有生，但无朝鲜的丰富。朝鲜全国无处不生人参，但其中京几道之开城、长满，黄海道之金川、遂安、黄州、凤山、瑞兴、平山，平安南道之中和的九群，为最著名的产地。在1922年8月末的调查，各郡的耕作面积，已达五万五千七百余亩，因之每年可采掘面积亦不少。1922年的采掘面积有一万三千九百余亩，有七十万五千余斤人参收获的模样。

专卖局所制造的红参（即高丽参）是由收获中择其优良部分，收纳而制造之。1922年的制造额，已达四万余斤。

专卖局是日本政府所涉，故人参买卖，捐税甚重，倘有人私运，被其侦知而罚金颇重。

三、人参如何栽培

从前在满州朝鲜之间的高山密林中，多生野生人参。其产出亦达巨额，现在是极少了，但是今在平安北道的密林中，每年仍能采取三万圆至五万圆左右价格的人参。此种野生人参，在中国朝鲜称山参，价售甚贵，一枝须数百元、数千元不等，必过此种山参，不是因野生而高贵其价，实因经许多年数而有特别效能的一理由。

因此野生人参具稀，所以年年要得许多人参，则非栽培不可。其栽培方法，各有不同都有大同小异的地方。只有开城附近一带地方，是集合约议而栽培的，其法大体如下：

三年以上的结实，采其种子而行促芽法，十一月的时候则破荚，此后须用防寒设备而埋藏之，藏至翌春三月中旬再掘出而播种苗圃，苗圃称养植法，而不用田土，是用花岗不萌的黄土同涧叶粉碎的叶土所混的床土而来栽培。

人参异与普通农作物，是恶于日光直射的植物，所以播种的时候，同时要设防日的屋脊檐头，并且要小心灌水及其他病害的预防。又要努力保护培养，大过一年后，方成移植他处的苗。到了春四月上旬，掘取此苗，移于本圃，因此要得良苗甚为困难，不过成苗之三分左右。若要得到良苗，非选定地点不可，但人参本圃选定，在人参耕作事项视为最重要的事。人参耕作之成数，全由于选定之良否。须面于东南间而成缓倾斜的砂质壤土的良好排水，又须善于通风的土地，方称适当。

然人参特忌于连作，只稍须经过十年方可植同一地方。有此特性，故耕作者选定地点，大要苦心。

本圃用原土的田，须一二年间反复耕锄，使其土壤高而为畦，畦同畦之间须备有排水路的通路，而且更须着手设面北倾南的避日屋脊，可用意周到施肥、除草、病虫病防除的地方。一到冬天，又须置防寒越冬的设备，翌春解水后，又须人手设避日及其他的准备，为此反复要经过五年的秋季，方才可以采掘。

人参特别耕作区域，即可充当朝鲜总督府专卖的红参原料之前记九郡产出人参经过苗圃。本圃在六年间冒天灾地变的危险，又费许多的劳力，方可收获。

而且所收纳红参原料，不过会收获中四分至一乃至五分之一。由此观之，无怪其价贵至如此。

四、人参如何效能

昔中医以人参为药剂最高权威，而且世人有如何难病，亦信用非服用人参不足以求痊，因之不惜生命，不辞劳苦，牺牲而得此者亦有。曾闻昔有人卖自己可爱女儿，而服用此人参。由此观之，人参实有绝大的效能。然一旦倾向于西洋热的中国人，一切的中国药材，均视为草本木皮，重西药而轻中药，颇有一时之盛，至于人参，恐尚无人废弃。

欧洲战乱以来，人参研究大复兴，对于人参一科，有学者专心研究，其结果公表甚多，现在尚进行研究者不少，此亦世人最可注意的事。惟可恨者，一般奸商，将伪物及不正品乱商强买，以致有疑人参的真价，此乃全然蔑视人参的一大原因。

对于人参效能，人多欲闻，但关于此项，有多数的学者及研究家的发表，其研究均不相同，不能综合地断定，实为遗恨，可是人参对于多种病气实有奇效，其内服用可有神经系统的诸病及消化胃病等特效，其外用能疗诸伤及痉挛痔疾等的效用。特是人参可用于切伤口及动转刺伤等，是在特别效用，一次试用，无论何人不能否定其卓效。

十一月十四日在东京下安脱稿　鲁鋆译述曹炳章鉴定

（见《三三医报》　1925）

22. 天竺黄

天竺黄，真者，由竹内天然生成，非人工所能造。伪者或用蛤粉，或用水门汀，亦可仿制，然形式易于鉴别，亦难混充。真者产额甚少，采取亦难，故而价昂。兹将诸家说明天竺黄之实验者，分条说录于下：按李时珍《本草纲目释名》条下，采注吴僧赞宁《草谱》云：天竺黄生南海镛竹中，又名天竹，此竹极大，其内生黄，可以疗疾。本草作天竺之竺非矣。李息斋《竹谱详录》云，镛竹出广南，绝大内空，节可容二升，交广人，持此以量出纳。竹中有水甚清激，溪涧四月后，水皆有毒，惟此竹水无毒。土人陆行多饮用之，至深冬则凝结竹内如玉，即天竹黄也。可疗风痫疾。又如相迷竹，生广州，状与镛竹大同小异，中亦有黄，堪作丸治病，然力不及镛竹云。沈存中《笔谈》补云：岭南深山中有大竹（即镛竹），内有水甚清激，溪涧中水皆有毒，惟此水无毒，土人陆行多饮之，至深冬则凝结如玉，即天竹黄也。昔王彦祖知雷州时，盛夏至官山，溪涧水皆不可饮，惟剖竹取水，烹饪饮啜，皆用竹水。次年被召赴关东行，求竹水不可复得，问土人，乃知至冬则凝结不复成水。适是夜野火烧林，木为煨烬，惟竹黄不灰，如火烧兽骨，色灰而轻，土人多以火后采集，以供药品，不若生得者为善。因生时与竹节贴牢，不易取凿耳。沈李二君所说竹黄，的是近今天生之老式竹黄也。又考日本《竹谱》云，竹实酥，竹膏，即汉之天竹黄。《本纲》云，因竹枯而筒中之露水，由湿热而凝结如曲粉者，名天竹黄。田中芳男氏云，此物系生于竹节间凝结物，大抵由纯粹玻石而成。于东印度、中国，以供药剂之用，价甚贵，用于胆液性之呕吐，痰痫，血痢，痔疾及其他相类之症。林氏本草“竹”条中之云：物乃竹所含有之乳汁，液干而凝结者，性与新竹之甘味液相同，至于老竹则色液俱变。结为坚块，恰如一种浮石，有异味，而收敛异常。俨如已烧之象牙，印度名之曰竹糖。《植物字汇》云：苦竹干过于坚密，则其节中以得太阳之温度，而次第凝结之故，自然滴液如蜜，是即古来所传竹实酥也。法《大字书》云，竹节间，有名他伯希尹尔者，为玻石质，而杂以灰石质少许，及有机性之物质，是昔所最珍奇者也。由是观之，则老竹节间，所潴溜之甘液，次第凝结为砂石状者也。其性为玻石质，玻石质者，因于竹干外面造成，木贼、麦稗等之坚质所具之质也。本邦九州，竹中有液者甚多，特萨州竹中，出有砂石状之物，迄七八月割之则出水，十月、十一月则成砂块，灰黄色。综观诸说，炳章以照现行物之比较，沈李之说为最符合，泰东西各学说，虽多含混，然亦足资参考，以补我中华旧有本草之所未详。余则如大明云，此是南海边竹尘砂结成者。宗奭曰：此竹内所生如黄土，著竹成片者。马志曰：天竺黄生天竺国，今诸竹内往往得之，多烧诸骨灰，及葛粉等杂之者云云，大抵云人造者，依据此说也，然此说皆非实验心得之谈，亦理想不精之臆说也。

（见《绍兴医药学报汇刊》1919）

23. 伽南香

伽南香，俗作奇楠。《乘雅》作奇南、栈香。考沉香、伽南，皆属大戟科，白木属之树木也。其木如冬青，然此木非全体皆香，香之结于木者，如人之发痈疽，乃木病也。故结香之木其叶虽在，夏必呈黄色，其香或在枝干，或在根株，乃木脂聚于一处，凝结而成者也。沉香奇楠，虽从一木而生，然香则别，黎地深山中，有大蚁封高二三尺，掘之，其下有奇南香，且木立死。而根存者，大蚁穴居，其粪浸木，年久结奇南香。盖因蚁而结成者，奇南香也。自然结成者，沉香也。本是同木，然药性则相反，奇南香升，而沉香则降，故多服奇南，则气升为噫气，多服沉香，则气下降为放屁。《粤海香》语云：伽南杂出海上诸山。凡香木之枝柯窍露者，木立死，而本存者，气性皆温，故为大蚁所穴。大蚁所食石蜜，遗渍其中，岁久渐浸，木受石蜜气多，凝而坚润，则成伽南。其香木未死，蜜气未老者，谓之生结，上也。木死本存，蜜气膏于枯根，润若饧片者，谓之糖结，次也。岁月既浅，木蜜之气未融，木性多而香味少，谓之虎斑金丝结，又次也。其色如鸭头绿者，名绿结，掐之痕生，释之痕合，按之可圆，放之仍方。锯则细屑成团，又名细结，上之上也。伽南本与沉香同类，而分阴阳，或谓沉香牝也，味苦而性利，其香含藏，烧乃芳烈，阴体阳用也。伽南牡也，味辛而气甜，其香勃发，而性能闭二便，阳体阴用也。然以洋伽南为上，产占城者，剖之，香甚轻微，然久而不减。产琼者，名土伽南，状如油速，剖之香时酷烈，然手汗沾濡，数月即减，必须濯以清泉膏，以苏合油，或以甘蔗心藏之，以白萼叶苴之，痤土数月，日中稍暴之，而后香块乃复也。占城者，静而常存，琼者动而易散，静者香以神行，动者馡以气使也。藏者以锡为盒，中为一隔，而多窍，蜜其下，伽南其上，使熏炙以为滋润，又以伽南末养之。他香末则不香，以其本香返其魂，虽微尘许，而其元可复，其精多而气厚故也。寻常时勿使见水，勿使见燥风霉湿上藏之，否则香气耗散。此就伽南香生成之高下而辨之。或云以乌药、儿茶合制代之者，炳谓必不能。此由虫蚁之动物蕴酿植物天然而成，虽海外逸说亦云，近人以鸡刺木，杂骨香、及速香、云头香之类，泽以伽南之液屑伪充之。然此等作伪，亦仍属外形，而内质真伪，亦最易辨识，岂能变其内质乎。

（见《绍兴医药学报汇刊》 1919）

24. 水安息香

水安息香，梵名谓之拙贝罗香。时珍曰：此香辟恶，安息诸邪，故名。《酉阳杂俎》云，安息香树，出波斯国，呼为辟邪树，长二三丈，皮色黄黑，叶有四角，终寒不调，二月开花黄色，花心微碧，不结实，刻其树皮，其胶如饴，名安息香。六七月坚凝乃取之，泰西《本草撮要》云，偏苏以尼（中名安息香），此药为树身流出之松香类，华名水安息也。产暹逻国，与苏门答腊岛，其树身大而矮，生长甚速，叶长而锐，上面平滑，下面白色，生软细毛，花成，穗从叶干间角发出，几与叶等长，花瓣五出，色灰白，须十个，连于子房。苏门答剌人取此质之法，待树生长七年之后，以刀刺之，初流出之汁，最净最香，遇空气则变硬，后流出之汁，为棕色，其树刺取数次之后即枯。《西药略释》云，此树产于南海暹逻波斯等处，树身径约尺半。采此入药之法，一将树皮砍破，令浆流出，而结为珠，其色略白，一将树枝砍碎，熬膏，滤净后，凝为一团，色棕黑，二者均堪取用。《本草榻要》又云，偏苏以尼，质滴形，小粒为最佳，惟不常见，现时所售最佳者，为大块，有多白色，成红色小粒粘连而成，此种名杏仁块。又有次等者，深棕色，名加尔各答，约从印度运出之安息香。质虽硬而亦脆折，剖面似松香而有花纹，臭香，擦之香更显明，示颇甜，口中嚼之则惹惟，嗅其粉则发嚏，加热则融化而成，而放魄之露，即安息香酸也。《西药略释》云，安息香酸者，系由安息香提制而成。药料详要云，安息香百分，含安息香酸十二至二十分，及肉桂酸少许，与一种香油，二种楠，其制法由安息香，用升华法取出。然亦能由路透印，马尿酸，或他种生类质制成，或针形，或片形，最轻浮之白晶，由安息香制者有香臭，略含香油，其异质，为马尿酸、肉桂酸、草酸，而氯安息香酸为主要也。所以西人用此药者，其功用为行气血及化痰药，及治久延伤风，并为减臭之烧料。李时珍《本草纲目》：气辛，味苦平无毒。主治心腹恶气，鬼疰邪气，鬼胎血邪，辟蛊毒。霍乱风痛，男子遗精，暖肾气，妇人血噤，并产后血运，妇人夜梦鬼交。治劳瘵传尸，及卒心痛。嘉约翰云，但据时珍本草所论，此药功用，虽未必尽善，而要未尝无所取也。总之安息香产于西国，在上古之世，西人艺术未精，化学未兴，一切药物食品，沿用原料，运入中国之药品，亦必原料为多，如安息香亦其一也。近今西国学术日精，治病各药，亦用化学法，去粕存精，提炼原质，如安息香酸者，以安息香去其异质，故其效用更速。因西人多取用提净之安息香酸，发行于各药房，而原料之水安息，反不入中国，以致中国久绝。凡修合丸散，亦可向西药房采购安息香酸以代之，或直接向西国购原料之安息香更妙。

（见《绍兴医药学报汇刊》　1919）

25. 五大补品之研究

鹿茸

鹿茸者，乃鹿解角后，新生之芽角，乃骨血之精华，能强肾补血，填精益髓，为高年肾阳衰微，妇人血海虚冷之要药也。然必须采制及时，服法合度，能使有利无弊，爰将其名称、科属、产地、习性、形态、种别、采制、成分、效用、配互、服法、发明，胪列于后，以就正有道。

名称　当分鹿之名称，茸之名义，为两则，胪举如下。

鹿之名称。鹿字之篆文，象其头角身足之形。《尔雅》鹿牡曰麚（音加），牝曰麀（音攸），其子曰鹿弭（音迷）。绝有力曰麉（音坚），《澹寮方》名班龙，《梵书》名密利迦罗，《佛书》名角仙也，茸客也。《清异录》名巨鹿侯也。西番俗呼厦瓦也。

茸之名义　凡春末鹿之解角生茸之际，其初起如银杏状，渐成梨形及核桃形，北人名曰血包，此为第一期。再则支生两凸如茄子形，或如鞍子形。北人名曰扈子，至鞍子形再养数日，急宜取用，此为第二期。此指家畜而言。如野山之鹿，则随获取茸，效力更伟。偶逾此期，即为叉子，或曰毛角，此为第三期。血液枯燥，功效亦薄，上述麋鹿生茸，关于时际迟早而名命，以事别其良窳。他如每架鹿茸，切片时，后有腊片、血片、风片、骨片之分，如茸之顶尖最首层，莹白如蜡，油润如脂，名曰蜡片。如次层，白中兼黄，纯系血液贯注其中，名曰血片。再次层，片有蜂窝，色紫黑透孔，名曰风片。最次则与骨毗连，同角相仿，名曰骨片。无论梅鹿、马鹿，惟雌者无角。雄者之角，年解年生。乘其初生含血未成骨时，如草芽生之状，名曰茸，因其状而命名也。

科属　鹿属脊椎动物，哺乳类，有胎盘类，有蹄类，反刍偶蹄类，鹿科。

产地　鹿茸东三省皆产。色紫红明润，顶圆如馒头形者佳。色带黄黑，顶凹陷者略次。《新疆杂记》云：麋鹿北疆皆产之，其角于小满后，马兰开花时，角根发痒，以头相触，角即脱落。堆于一处，猎者于深山中，有一获数百对者。脱角后越五六日，茸即生，此时最为贵重。产于拜城之额什克巴什山、汉腾格里山。若焉耆之纳喇特岭，俗称之曰鹿圈，言其产鹿之多也，即品质言，尤以产于伊犁之果子沟者为最佳，行销于内地各药行。《羌海杂志》云：鹿茸一种天下盛称关东，其实制法以北产为良，品质实不及西产之厚也。其他如湖广柽县出亦略次，海南丹山出无杈枝亦次。外洋淡水处出一种沙鹿，乃鲨鱼所变，其色枯白而大，杈枝多，不能取茸，为最次。他如福建、陕西、衡州皆出，皆能取茸，亦称道地。日本产者曰洋茸，为最次，不入药用。

习性　鹿常栖于西北山林中，善别良草，常食菖叶、鹿葱、白蒿、水芹、甘草、苍耳、荠尼、柏榉、槠、栗之芽药及树皮果实等植物。夏期入深山，至冬出游于山麓，性温顺，常惊骇，善走，啼声悲惨，喜群居，分背而食，食则相呼，行则同旅，居则环角向外以防患，卧则口朝尾关以通督脉，常以一牡多牝而成群。交尾期在秋季，一牡常交百数牝，谓之聚麀，至春初羸瘦，入夏得菖蒲食之而肥。孕于仲秋，生于仲春，六月而生，每胎一子。初生鼻边有缺者是雄，雄者毛黄色，有白班，有角，雌者无角，毛杂黄白色，无班，鹿至六十岁必怀璚。于角下有班痕紫色，行则流涎，不复急走，故曰鹿戴玉而角班。蠕范云：鹿千岁色苍，一千五百岁色白，二千岁色元。“陇蜀余闻”云：明正统十五年，洋县横溪获一白鹿，项有铜牌，上有镌刻皆漫灭。惟唐字可辨，其在千年以上者无疑，鹿之嗅竟甚敏锐，苟上风有猎犬及人，能嗅得之，又能辨微声，故不易猎获。今之猎者每当秋季，吹鹿笛诱出，而枪杀之。

形态　鹿体癯弱四肢细长，前二趾踏地有啼，尾短，眼耳皆大，耳克能转动。牡者有枝形角乙对，牝者无之，毛色至夏赤褐，有淡色白班，是谓鹿班。至冬概灰褐，体长四尺余，角不空，由皮肤下层（即真皮）所变化而发达者，初为瘤状，呈紫褐色，蔽褐色密毛，是为鹿茸。富有血管，拊之甚温，迨鹿茸渐长，乃磨于树干，脱去皮毛，此时其营养盛，而血管破裂流血，乃见真角。鹿角原质，与寻常各兽角不同，因牛羊等角有心，其原料与结成之阿勒约门质相类。鹿角至春日则脱，自第一年至第五年，逐年加大，过第五年则渐减少。当年初生者冬角，头上只有两凸处，至第二年则生出无枝之角，第三年则生叉形之角，第四年则生两叉之角，第五年则生四叉之角，第六年则生五叉之角，第七年则生四叉之角。以后各年之形，无大变化，惟逐年减少，其原质与骨大同小异。鹿茸乃鹿解角后，新生含血之芽角，渐长则成毛角，再大则谓鹿角，故云宜如茄之小者。分歧见大而不取，此举茸生初久，形分大小而言，未可指为鹿之大小解也。凡具气者，幼则弱，老则衰，惟壮健者则强。是麋鹿之茸，皆当取未壮大之为贵，乃今以小而毛黄为鹿，大而毛青为麋，致购茸之竞争小者，其惑甚矣。不知鹿之种类甚夥，古书误解亦甚多，下节再详细辨正之。

种别　鹿之习性形态，已详前节。其他尚有同类异种，同种异形。特再将其各种形态习性，分条辨列如下：

（甲）鹿类异种　当分为二十二种。列举于后。

（一）羌鹿　体小而轻健，肩高约二尺，体重约三十斤，毛角赤黄褐色，颇美丽。角小而形简，由前头骨所生之长骨轴支之，角上有毛，牡者角长三寸至四寸余，眼下有斜走之隆起二，上颚之犬牙甚发达，为防敌之用，叫声如狐，性能怯弱善驰，产于中国、日本、苏门答腊、爪哇、菲律宾等处。

（二）麋鹿　为鹿类中之巨大者，长成之牡鹿，高达五尺半以上，体重约千磅，角叉分十二至十四，时达二十，叉长达五尺。多栖于美洲落矶山脉附近，能泳水，亦善驰。北美洲土人豢之，使曳撬或荷物，肉味颇美。

（三）赤鹿　《寰中记》云：南山有赤鹿，足短，而身大如牛，肉千斤，毛皮冬夏异色，夏毛带赤褐色，冬毛带灰色，角如枝状，长成者之角，长约三尺，有二十余尖，有时达四十尖。当年之稚鹿无角，产子期在六月间，每产不过二子，稚鹿之背部及体旁有白班，产于欧亚之北方。

（四）麖鹿　体比赤鹿大，而强壮相等，毛色煤褐，眼上具黄褐班纹，角有三叉，枝株向前弯，而超过头顶，尖端为简式之分，又沿其曲线而直计之，长达四尺。

（五）黇鹿　形似赤鹿而略小。成长之牡，肩高约三尺，体重约二百磅，毛色概黄褐，或带赤褐，有明显之白斑纹，又有多数白线纹，至冬季毛色增灰，至夏则常带黑褐色角之上部边平。或为掌状无枝，略向前，尾略长，性温顺，经三年而长成，可饲养之。为园中玩品，亚欧两洲皆产之。

（六）麈鹿　体小形美，肩高二尺三寸许，体长三尺三寸许，角小，长约七寸至一寸七分，分三枝，全体色暗赤褐，毛粗，臀部近旁有白斑，无尾，眼之肉皆无凹窝，常独居，产于欧洲之暖地，及亚洲各处。

（七）台鹿　体形似鹿有斑点，产于台湾。

（八）岛鹿　形性似台鹿，产马来、菲律宾。

（九）驯鹿　产于亚、欧、美三洲之北极地，体躯之大小随产地而异，大概栖地愈北者则较大。颈短，颈下有长毛，四肢强健，第二、第五趾与第三、第四趾踏地，蹄广而分裂，踏雪而行，不致陷入，产于美洲者体最大。长大之牡，肩高达四尺许，重约四百磅。夏季毛色概暗褐，颈鼻腹及后肢皆白，至冬季毛卷缩，色淡带灰，牝牡皆有角，出胎数月间即生。牡角大，长达五尺许，角基圆长，角顶扩大生枝，枝端扁平如锹。牝角较小，而分枝亦少，驯鹿原系野生。夏季出山林，游于山地，入秋再返旧地，其去森林为避蚊群之刺螫故也。至冬日积雪满地，善用其吻端角蹄掘食雪下之地衣类。

（十）长颈鹿　形略似鹿，颈甚长，故名。头顶至趾高一丈八尺，为动物中最高者，头小眼大，鼻孔能开闭，耳壳小，唇长而薄，上颚无门牙及犬齿，但上下颚之血齿强大。舌细长，具钩曲之刀，牝牡皆有短角一对，牡者较长，不似鹿角之年交脱，角形如截木，外被皮肤，尖端簇生短毛，颈虽长，颈骨只有七节，与他兽同颈上具短鬣。胸部小，四肢长，前肢尤长，肩高九尺，尾细长，尖端有丛毛，全体毛色橙赤，散列暗黑色之圆斑。腹及肢下色较淡，体长丈六乃至丈九，牝者较短，多产于非洲。性温顺，食草木之嫩芽，以四肢及颈俱长，亦适于食乔木之叶，步行甚速。

（十一）马鹿　《稚翼》云：晋楚有鹿似马，当解角时，与马无异，故名马鹿。

（十二）驼鹿　《埤雅》云：北狄有驼鹿，极大，而色苍黄无斑，角大而有纹，坚莹如玉，茸亦可用。

（十三）天鹿　《瑞应图》云：天鹿神兽也，状如牛身披五色而肉甲。《方旭虫荟》云：天鹿或作天禄。《孟康西域传》注云：符拔一角为天禄，两角为辟邪，伏似虎，正黄色，有髯，而尾有茸毛，大如牛。蠕范云：天鹿，野马也。一角如茸青色，其肉落地不沾泥沙，谓之灵兽。

（十四）灵鹿　《粤述》云：梧州火山，灵鹿三足。

（十五）两头鹿　《南中志》云：两头鹿，产云南。一身两头，食毒草，又名食毒鹿。《张华博物志》名荼首机，出永昌郡，是两头鹿名也，似鹿两头。其胎中屎，以四月取之。《段成式杂俎》双头鹿矢名耶希，夷人谓鹿为耶，谓屎为希。按"唐韵"屎字音郗，即此义也。陈藏器以胎中屎敷恶疮，乃蛀虺毒。范晔《后汉书》云：云阳县有神鹿两头，能食毒草。《华阳国志》云：此鹿出云阳南郡熊舍山。《荆州记》云，式陵郡、云阳山、点苍山产两头鹿兽，似鹿前后有头，一头食，一头行，山人时或见之。

（十六）鲨鹿　《泽史纪余》云：鲨鹿、南海鲨鱼所化，其色较鹿稍赤。《本草明辨》云：外洋淡水处出鲨鹿，乃鲨鱼所变，其角曰鱼角，其色枯白，杈枝最多，不能取茸，为次。

（十七）飞孩兽　《洞冥记》：翕韩国，献飞孩兽，似鹿青色，帝以寒青之丝为绳系之，及死卦于苑门，皮毛皆朽而骨犹毒。人知其灵异，更以他绳系其足，明日往视，惟系处存，余皆飞去。

（十八）把杂尔　《坤与外纪》云：渤泥产把杂尔，状似鹿，腹生一石，可疗百病，国王甚重之。方旭云：把杂尔，八弦泽史作把杂兰，出西南大海中渤泥国。

（十九）玃如　《西山经》云：皋涂山有兽曰玃如，状如鹿而有四角，白尾，其前足如人手而后足如马蹄。

（二十）夫诸　《中山经》云：敖岸山有兽曰夫诸，状如白鹿而四角。

（廿一）无损　《骈雅》云：豕头而牙为无损。《训寡》云：南方有兽，似鹿而豕头有牙，善依人求五谷食之，名无损。

（廿二）角端　《广与纪》云：角端产鞑靼，角可为弓。《陇蜀余闻》云：角端产瓦屋山，能食虎豹，不伤人。《谈荟》云：角端鹿形马尾，独角，角生鼻上，日行万八千里，能晓四夷之语。张尚瑗石里石识会，国朝崇德二年，蒙古贡齐希，特能解人语。盖角端之属，然则元时所见，或亦齐希达乎，元史元太祖至西印度，见角端能言。

（乙）麋类异种　当分为四种，条举列后。

（一）麋　形体甚大，重一千四百磅，高约七尺，四肢较长，全体暗赤褐色。眼小耳阔，颈有知鬣，胸部及喉下密生长毛向下垂，牡体生后九月而生角。逐年增枝，枝短而粗，角之全部成锹形，从左右两旁向内部弯曲，其中央略成凹形。角之大者，重达七百两以上。每行深林中，必将其角向后横卧，故能不与树枝相抵触，而来去自如。此角极坚强，力能扑狼，颈极短，体甚高，故不便俯首食地面杂草，常至丛林中食树皮、树叶及嫩芽等。性怯弱，喜孤立不成群，驰走迅速，亦能游泳。夏日为防蝇类刺螫，则浸入池中仅露头面，其蹄较大，故行软泥地及雪上，无倾陷之患。牝者每次产二子，肉可食，产中国西北各山林及俄国、挪威、瑞典、及北美洲之北方。《博物志》云：麋生南方。恒千百为辟，食泽草，其践处成泥，名曰麋畯。种稻可收百倍。方旭云：状与鹿无异，但目下有两孔，能夜视，其毛带青黑色，牡者亦两角，夏至解角。

（二）羆　《北山经》云：伦山有兽曰羆，状似麋，而窍在尾上，此与熊属之羆不同。

（三）婴胡　《东山经》云：尸胡山有兽曰婴胡，状如麋而鱼目，鸣自呼。

（四）麞　《西域记》云：麞似麋而大，前昂后低，毛多而长，为裘甚暖，角扁而厚，为筷甚良。

（丙）鹿形异兽　当分为四种分列于后。

（一）麈　系一种奇异之鹿类，头似鹿，脚似牛，尾似驴，背似骆驼。从全体观之，无一所似，故此人俗呼四不像。体在如小牛，毛淡褐，背稍浓，腹渐淡，角质坚，表面有凸凹，角基甚厚，从干分二叉，一向后，一向外。向后者有并行之类小弯，直伸而出，向外者甚弯曲。末端复分歧，足颇大，蹄较小，体长（除尾）七尺三寸，肩出约四尺，性似鹿，食植物，常慢走，驰驱时比马尤速。每年五月间产子，孕期八个月，稚兽毛浓黄兼褐色，有白色大斑，生后三个月，斑即消失。牡者生后二年，角始分叉，角至冬至时则脱落，或谓此兽为我国固有之动物也。《地学杂志》云：额尔古纳河右岸，鄂伦春所使者，彼名曰沃利恩，吾国名曰麈，俗名四不像，角有数歧似鹿，蹄分两歧，似牛身长，色灰似驴，其头则似鹿非鹿，似牛非牛，宽额而长喙，毛甚丰，能负重百余斤。鄂伦春俄人驯畜之，用时以木击树，或吹木器，闻声即来。饲以苔，用毕则纵之去，即游行山中。《广与记》云：麈产陕西终南山。《六书》故云：鹿似麈而大长尾可为拂尘，解角于长至节。《名苑》云：鹿之大者曰麈，群鹿随之。视其尾为准，其尾能辟尘，拂氈则不蛀，置茜帛中，能岁久红色不退云。

（二）麠　《正字通》云：鹿状似麠，但角不岐，毛不斑耳。《尔雅》谓牛尾一角误。

（三）麕　《说文》：麕，麞也。《六书》故云：麞之脂黄，亦谓黄羊。《淡荟》云：麞无脂。《埤雅》云：麞性怯，饮水见影即奔。《本草纲目》云：麞秋冬居山，春夏居泽，其状似鹿而小，无角，黄黑色。牡者口外有两牙甚长，俗呼牙麞，白者银麞。《孟志》曰：麞肉八月至十一月可食，余日动气。

（四）方辉　《格致镜原》云：弦超入泰山，见一物似麞，而头似妇人发髻簪珥悉具，归告琼智。琼智曰：此方辉也，五百年一见，见者必寿。后弦超果二百余岁。

综观以上鹿类二十二种，麋类四种，鹿形异兽四种，计三十种。期间有同种异形者、同形异种者，其角可入遂取茸者不及六七种，录之以备鉴别参考耳。

采制　当分采取法，修治法为二节，兹录于后。

（一）采取法　鹿为仙兽，其足甚捷，行走如飞，故猎者多苦之。每逐一鹿，费数日之幸劳，倘遇之则遣人四周堵击，以首领之人迎头猛击，预伏数人于丛草中，以俟击倒时，急持其角，否则鹿仆而茸角自毁矣。必须先取其茸，然后毙鹿，使鹿茸之血不散，盖其力尽在血中也。散茸最难得不破及不出血，以如紫茄者为上，名茄子茸。太嫩则血气未具，其实力少；太老则血液干枯，亦力薄。惟长四五寸，如分歧马鞍，茸端如玛瑙红玉，破之肌如朽木者最善。此关东野鹿，猎获特取茸法也。《羌海杂志》云：鹿茸虽以北产为良，然制法不及西产之精。西产之最上者，曰旋茸。其法得一生鹿闭于地栅，众围之而呼噪，鹿性躁惊，距奋掷足无停蹄，其体纯阳，两角更甚，约数小时，其热度达于极点，有力者猝入，以利刀断其首，长杆丈余，上穿铁环缀八尺之铁链，而以鹿角系其端，极力摇而旋转之，甲疲乙易，乙疲甲易，不知其几千转，其精血灵活和匀，无孔不入，无窍不通，稍停则精血凝滞之处易生微虫，精血不到之处，无气不足，非全材也，此西产之制法也。

（二）修治法　雷敩云：凡使鹿茸，用黄精自然汁浸二日夜，漉出切片，微火焙研末，免渴人也。又法以鹿茸切作片，每五两用羊脂三两拌，慢火炙令内外黄脆，捣研末用。宗奭云：茸上毛，先以酥薄涂匀，于烈焰中灼之，候毛焦即离火去毛，使火不伤茸为要。两送云：鹿茸中含有阿摩尼亚，峻补之功力亦在阿摩尼亚，阿摩尼亚得火则飞去，故服鹿茸之法，最妙切片浸服，若不知此理，以火煎煮或猛火炙焙，阿摩尼亚得火飞去，则无功力。此化学实验新本草已论之矣，上述火上焙之古法，亦应变通改良之为要。

成分　化学实验新本草云：鹿茸为峻补之药，因其中有阿摩尼亚。峻补之功力不在鹿茸，而在阿摩尼亚。惟少分析之成分，兹将西药大成之鹿角成分录下：鹿角之原质与骨大同小异，即每百分含直辣的，凡二七分钙养磷氧五五七．五分，钙氧碳氧二一分，但其直辣的尼质，在沸水中消化较骨更易，如干蒸之，则得不净之淡轻四氧碳氧二〇。昔时名此质曰鹿角酒，故近时淡轻四养之教种盐类，虽俱不用鹿角取之，俗名鹿角酒，如将鹿角烧之，所成之灰，几全为钙氧磷氧五。又据汉药实验谈，鹿角之含质，分磷酸石灰、碳酸、胶分，并软骨素等云。

效用　分性味、效能、主治为三例，胪举于下。

（一）性味　性温而善流动，味甘而气微腥，无毒。升也，阳也。

（二）效能　益气养血，生精补脑，强筋健骨，壮肾填髓，益阴护阳。凡血弱能补，血凝能活，惟血弱有热者忌服。苟误服之，血因热而上溢，则为吐血衄血。

（三）主治　男子肾虚冷腰痛，脚膝乏力，夜梦鬼交，精溢自出，虚痢溺血，小便短数，散石淋痈肿。骨中热、疽痒，除寒热惊痫，妇人崩中漏血，赤白带下。破瘀血在腹，下气安胎，一切虚损。耳聋目暗眩晕，四肢酸软，腰脊疼痛，身体羸瘦，劳热洒洒如疟。凡肺病初期者，少用多服甚效。如潮热、气喘自汗、咳血或干咳涎痰，两颧发红，肝肾虚火已上腾者切忌，不可妄用。

附麋茸：性甘温无毒，滋阴益肾，补阴虚劳损，一切血病。筋骨疼痛，腰膝酸痛，肾虚带下。

配互　用鹿茸二两，去毛微火炙酥，附子二两，泡去皮脐，盐花三分为末，枣肉丸。每三十丸空心酒下，治久年心痛及肾虚腰痛，行则伛偻等症。《夷坚志》鹿茸酥炙或酒炙，鹿角胶化烊，鹿角霜、阳起石煅红酒淬，肉苁蓉酒浸，酸枣仁、柏子仁、黄芪炙各一两，当归、黑附子炮，地黄九蒸九晒各八钱，辰砂一钱，各为细末，酒糊丸梧子大，每空心温酒下五十丸，名斑龙丸，又名茸珠丹。戴元礼治诸虚眩晕，甚则屋转眼黑，或见物如飞，见一为二，用茸珠丹甚效。或用鹿茸四五分，无灰酒三盏，入麝香少许，温服亦效。《证治要诀》○嫩鹿茸一两，去毛切片，山药末一两，绢袋裹置酒坛中，浸七日开瓶，日三盏。将茸焙酥，研末作丸服，名鹿茸酒。治阳事虚痿，小便频数，面色无光。《普济方》○鹿茸炙，菟丝子各一两，舶茴香半两。为末。以羊肾二对。去筋膜酒煮烂。捣如泥和丸。梧子大。阴干。每服三五丸，温酒下，日三服。治阴虚腰痛，不能反侧。《本事方》鹿茸酒蒸，当归酒浸各一两，焙干为末，乌梅肉煮膏捣丸梧子大，每米饮服五十丸。治精血耗涸，耳聋口渴，腰痛白浊，止燥下寒，又受峻补者。《济生方》○鹿茸酒涂酥炙，为末，每服一钱，酒下。治腰脊疼痛僵败者。《千金方》○鹿茸一对，酥炙为末，每服二钱，温酒下。日三服，治小便频数。《郑氏家传方》○鹿茸酥炙一两，为末，入麝香五分，以灯心煮枣肉为丸，梧子大，每空心米饮下三五十丸。《济生方》○嫩鹿茸酥炙，肉苁蓉各一两，麝香五分，为末，陈白米饭自丸梧子大，每米饮下五十丸，名香茸丸。治饮酒成泻，骨立不能食，但饮酒即泻。《普济方》○鹿茸酒蒸焙二两，金毛狗脊、白敛各一两，为末，

用艾煮醋打糯米糊为丸，每温酒下五十丸，日二服。治室妇白带，因冲任虚寒者。《济生方》

服法　鹿茸补精填髓之功效虽甚伟，服食不善往往发生吐血、衄血、尿血、目赤、头晕、中风昏厥等症。考其原因，其人平时多阳旺液燥贫血亏精，气血乏运。苟服食参茸能用份少，服日多，则助气养血，有益无损。虽有余热，亦不为害。若阳虚阴燥之人，再骤服大剂，以致有助燥烁阴之弊。盖茸为骨血之精，通督脉而上冲于脑，其上升之性，故如上述之症生焉。余每遇当用鹿茸之症，有一厘渐增至数分数钱，每获妥效，此即大虚缓补之义也。近有当室大老，日以烟霞为友，更有娇妻美妾为乐，不知烟色消精烁髓，气血亦随之枯竭，阳越阴涸，百骸亦因而空虚，再妄服鹿茸，欲藉其补髓添精以助欲，不知茸为脑之精华。专注于上而周身败血，亦皆上迫于头。以致头痛昏晕，诸症生焉。即西医所谓脑溢血，实即《内经》所谓气血并走于上，则为大厥是也。总之烟色亏败之身，精血枯竭之体，再妄啖鹿茸行血上窜之峻补，是无异抱薪救火，安有不戕生伤命者耶。

发明　孟志云：鹿茸不可以鼻嗅之，其中有小白虫。肉眼视之不见。入人鼻中，必为虫颡，药不及救也。据西医化学试验之结果，亦云内含微生菌，实不宜于肉体，亦无若何功效云。按鹿茸补精填髓，确有实据，其性质亦与西医以肉补肉，以血补血之功同，即《内经》精不足者，补之以味是也。大抵鹿茸之发生小白虫微生菌者，率多洋茸及陈久次货，其中含有多数杂质，不无微菌夹杂于内间，或有之可指普通鹿茸皆如是也。《沈存中笔误补》云：今人以麋鹿茸作一种者误矣，或刺麋鹿血以代茸，云茸亦血，更大误矣。麋茸利补阴，鹿茸利补阳，须佐以他药则有功。凡含血气之动物，肉差易长，筋次之，骨最难长。故人自胚胎至成人，至二十年骨髓方坚，惟麋、鹿二角，自生至坚无二月之久，大者至二十余斤，至一日夜生数两。凡骨之生，无速于此，虽草木易生长，亦不及之。此骨之至强者，所以能补骨血，坚阳道，益精髓也。头者诸阳之会，上钟于茸角，岂可与凡血为比哉。时珍云：鹿之茸角补阳，右肾精气不足者宜之。麋茸角补阴，左肾血液不足者宜之。此乃千古之微秘，前人方法虽具，而义理未尽阐发，故论者纷纭。如《杨氏家藏方》治虚损有二至丸，两角并用，其药性过温，止宜于阳虚，寒湿血痹诸症，于左肾无与焉。孙思邈《千金方》言，麋角丸一百一十方，惟容成子羔所服者，特出众方之外，子羔服之羽化，今观其方，比二至丸似可常服。其他发明，宜通观前节服法下，兹不具论。

◆附本篇所引用之参考书　《动物学大辞典》、《本草纲目》、《西药大成》、李太初《蠕范》、方旭《虫荟》、《地学杂志》、李春芝《药物游记录》、其余引用书，计五十余种，已注明原书者不再备录，阅者谅之。

（见《康健杂志》　1929）

26. 白木耳（一）

白木耳与燕窝并称，为我国贵重之滋养补品，价值昂贵。然而白木耳果为何物？或者循名解实，以为白木耳者，木耳之白者也，刺廖可哂，莫此为甚。诚与木耳一相比较，微特形态不同，即在植物学上之种属，亦迥然各别。考查诸家本草，亦未论列，举国人士徒供哺啜，不一研究，殆鲜有知之者，惟吴冰心君有白木耳之研究，曾刊《博物学会杂志》，颇有研究之价值。炳章据其形性学理，参合吴君研究，以发明治疗上之作用，爰其名称、科属、产地、栽培、形态、性质、效用、发明，详辨于后。

名称　白木耳缘木而生，状如人耳，故曰木耳。其色白如银，故名银耳。

科属　为一种死物寄生菌，担子胞菌类，属胶菌科，白木耳属。

产地　产于四川、贵州、湖北、福建等地，以四川重庆，通江、太平二县所产者为最佳，因其质厚而纯洁色更白。

栽培法　银耳一物，吾国用为珍品，然著名出产之地，厥为川鄂，实则银耳与香蕈麻菇相同，可种香蕈麻菇者，无一不可种白木耳也。吾国西北旷土里，多山林，可栽培白木耳者，遍于全国。兹将曾济宽君之栽培法备录于下，以资研究之参考。银耳涉足生于青冈（一名栎槲）之枯木，故曰栽培银耳，须先预备青冈木（如无青冈之地，用与青冈同类之林亦可，但以树皮含有涩素者为佳）。即于前年十月中，树叶变黄之时。代径大五六寸之木，不可去皮，就地使其充分干燥腐朽，至翌年三四月，锯为五六尺之段，自小头向大头，纵横每隔四五寸，用大刀砍口，深达材部，吹遍，用石为枕，次第架成井字。架木之地，以有树阴影者为宜，如积于森林内之倾斜地，则用木为枕，列成阶段亦可，积木之后，乃行施种，如当地多已生银耳之母木，则插数本于积木之间，或于五六月之顷，取方长执银耳，浸于沸后次冷静之清水中，以水变白浆为度，然后用杓汲浆，注于已砍之口内，即可繁殖。如无已生银耳之母木，而于产地购种时，则选长银耳已三四年之木一二段（搬运之际务须不触日光强风，不使多闷，且不得过半月之久）。碎之为粉，和净水调浆如前法注之。再若此项种木不易得时，则惟向产地订购七八分成熟之银耳，嘱其用包邮票之蜡纸，裹银耳，摘下时用手轻压，以纸裹落有白粉为止（此白粉即银耳种子）。连垒数十枚，迅速用信封送寄，大约二礼拜以内，还可种活，即依前法调浆注射可也。播种银耳后之木，最忌阳光，须以树枝或蒿秆覆之，约经三礼拜后，可以除去。若夏天阳光过烈时，宜阴荫庇覆之，间遇雨水过多，又须取开，总期给与木以相当湿气。春季播种后，至当年八九月，即有银耳小体发生，此时不可采，若不见发生，而或疑未种成者，则将各木用斧砍进皮层，如皮不脱，而皮底带白色丝状者，即为银耳已种成之证。此白丝即银耳之根（名曰菌丝），此时未结耳。然根已蔓延矣，如砍之皮脱，而里带他色者，其不已不能生耳。可取出而他用。至翌年三四月，则于阴荫适度之森林内（无森林搭棚亦可）。架木为叉，叉上横梁，而以将生银耳之木，斜立于左右，则五六月生耳必旺，适度采之，以日光晒干，即可贩卖。又若秋季欲使银耳盛生，则以木之两端，用黏泥浆叩之，每三五日叩一次，约三礼拜，放置如前，则银耳易生，以后仿此。至第三、第四年出产最多，至第六七年则减少，此时可预备其次栽培之木，而陆续以此为种木，则银耳之收获未可限量矣。

形态　白木耳色白，形如鸡冠，时触手，有胶质色白，干则变为角质，色转微黄，收缩力甚著。能缩小至二十五分之一，此物遇水而胀，因干而缩，食用之部，即其胶质之生殖体，厥味淡薄，发生于小栖栎储之朽木，为一种死物寄生菌。以其物质，置显微镜下窥之，见有平行之长形细胞四枚所成，每细胞各有一小柄，担胞子于此，乃担子柄也。以是为担子胞菌类，又因其菌类中位置甚低，所以决其为原始担子胞菌类。在担子细胞有二纵壁，则知为胶菌科，而非木耳科明矣。夫胶菌科之菌类，分类法全视分生子以定种属，今试将此胞子培养之，当见在浓厚之培养液中，其分生子甚大，而在稀薄之培养液及蒸馏水中，则生酿母之小分生子，因是又可决其隶于白木耳属。再就其形状色泽审察之，乃知其即为白木耳无疑义矣。

性质　若就其生殖上言之，则全棱几无不可栽培之处，偏南偏北，咸得孳生。今以研究胞子及菌丝性质之结果，述之如次。

（一）胞子作卵形，直径三至五密克伦。（二）胞子在蒸馏水或小栖培养液中，则在摄氏二十八度之温度，历四十八时间，可生酿母状分生子。若在摄氏十六度，则须历五十二时间，乃得发生。（三）胞子触摄氏零度之寒气，虽二十四时间，犹能不失发芽力。若华氏零度之寒气，则二小时间内，亦不失发芽力。（四）菌丝干燥则枯死。（五）菌丝虽触摄氏零度之朝气，亦不枯死。（六）菌丝触华氏零度之朝气，历二时间始枯死，综上所记而观之，白木耳之胞子菌丝，对于寒气之抵抗力，其大无匹，其质性之坚强可知也。

效用　当分为性味、效能、主治，为三则。列举于下。

（一）性味　味甘淡，性平。质坚气轻，无毒。

（二）效能　润肺生津，滋阴养胃，益气和血，补脑强心，入肺、胃、肾三经，能清肺中热，养胃阴，济肾燥。

（三）主治　治肺热咳嗽，肺燥干咳，久咳喉痒，咳痰带血，或痰中血线，或久咳络伤胁痛，及肺痈肺痿，妇人月经不调，肺热胃炎，大便闭结，大便下血。

发明　盖白木耳色白，形似肺叶，以其由长形细胞组织而成，亦与肺气管枝，有多数气胞子组织相同。白木耳之涨缩力，有二十五之一之比例，且笥肺之胀缩力较而更强。其性喜阴多阳，少阴静之地。寄生于老朽古木上结土间，得天地清静之精气最足，亦与肺脏具清灵肃杀之气质相类。且于摄氏零度之寒气，亦不枯死。对于寒气抵抗力甚强，其形质之坚强，更可知矣。其形气既同于吾人肺体，而质性较强于肺脏，故以其作肺脏滋养品，必无疑义。凡肺热肺燥，肝火燥肺，而为干咳痰嗽，衄血、咯血、便血，痰中带血，及肺痈肺痿者，故服之辄效。此就其性质生成之本能，以研究其治疗上之效用，再证之临床之实验。一得之见以就正海内同志指正之。

本篇引用之参攻书：

吴冰心君《白木耳之研究》，曾济宽君《银耳栽培法》，其余皆从鄙人思想与实验杜撰而成。炳章附志：肢面上黑斑、美容颜。凡痨瘵质，阴虚火旺之体，烦热干咳，或痰血等症，以作滋养调补之品为最宜。若风寒犯肺，湿热酿痰致嗽，皆为禁忌。

（出《康健杂志》　1929）

27. 白木耳（二）

白木耳，乃胶菌科之菌类，非木耳族也。近人不察，以为白木耳者，木耳之白者也，刺缪可哂，莫此为甚。试与木耳一相比较，微特形态不同，即在植物学上之种类，亦迥然各别。白木耳形似鸡冠，湿时触手有胶质，色白，干则变为角质，色转微黄，收缩力甚著，能缩小至二十五分之一。此物遇水而胀，因干而缩，食用之部，即其胶质之生殖体。厥味淡泊，用时和水加糖，或以火腿佐之作肴，称珍品。产出之区，以四川重庆府属为最多最佳，其次则福建、湖北。发生于小槠栎楮之朽木，为一种死物寄生菌，以其物质，置显微镜下窥之，见有平行之长形细胞四枚所成。每细胞各有一小柄，担胞子于此，乃担子柄也，以是为担子胞菌类，又因其菌类位置低，所以决其为原始担子胞菌类，在担子细胞有二纵壁，则知为胶菌科，而非木耳科明矣。夫胶菌科之菌类，分类法，全视分生子以定种属。兹将博物杂志吴水心君之试验，摘录如下：今试将胞子培养之，当见浓厚之培养液中，其分生子甚大。而稀薄之培养液及蒸馏水中，则生酿母状之小分生子，因是又可决其隶属于白木耳属，更就培养胞子菌丝之结果。述之如次。（一）胞子作卵形，直径三至五密克伦。（二）胞子在蒸馏水或小槠培养液中，则在摄氏二十八度之温度，历四十八时间，可生酿母状分生子，或在摄氏十六度，则须历五十二时间，乃得发生。（三）胞子触摄氏零度之寒气，虽历二十四时间，犹能不失发芽力，若触华氏零度之寒气，则二小时间内。亦不失发芽力。（四）菌丝干燥则枯死。（五）菌丝虽触摄氏零度之寒气，亦不枯死。（六）菌丝触华氏零度之寒气，历二时间，始枯死。综观吴君所记，白木耳之菌丝，对于寒气之抵抗力，其大如此。余如治疗上之作用，虽诸家本草未载，亦可据形性学理而断定之。盖白木耳，色白，形如肺叶，其以长形细胞而成，亦如肺气管枝有多数气胞之组织，白木耳之胀缩力，有二十五之一之比例。亦与肺之胀缩力相似，其产于多阴少阳清静之地，寄生于老朽木上积土之间，得天地轻清之精气最足。亦如肺之清虚，且无论日晒冰冻，不之为夭，其形坚质胶，于此可知，考其形质，既同吾人肺脏。其性质且强于肺脏，故以其作肺虚滋养补品，必无疑义，至于主治效能，其味甘淡，性平，无毒，质坚气轻，能入肺胃二经。清肺热，治肺痈肺痿，润肺燥，止咳嗽痰血，久咳喉痒可治。络伤肋痛可医，清补肺津，温养胃液，诚肺虚干咳之要药。为风寒客肺之所忌。此就学理以决其效用也。大抵痨瘵质及阴虚火旺之体，以其作滋养调补则可。若风寒犯肺，湿热酿痰致嗽，皆为禁忌。误服即是流弊，服食家宜注意之。余如桂耳，乃多年老桂树蒸出蕈也，土人得之治血疾。石耳群芳谱名灵芝，采曝作茹，葈耳即苍耳。《纲目》列于隰草类，与金耳等属，实则皆与白木耳不相类，兹就一得之愚，就正有道。

（见《绍兴医药学报汇刊》 1919）

28. 䗪虫辨正

读贵报第七期孙砚孚君之药话，云近见某医刊谓䗪虫即地鳖虫，误矣。䗪虫黄色，其物长方形，地壁虫则黑色，作椭圆形云。考《本经》䗪虫，又名土鳖，诸家本草皆为地鳖（非地壁）。常居室内地板下浮土中，《本经》主攻血积癥瘕，破坚下血闭，故大黄䗪虫丸为主药，鳖甲煎丸用治疟母，皆以其攻坚破瘀，其形尖圆，头部尖，尾部大，背生褐色，腹黄色，足在腹下。孙君所言长方形，则如蜣螂之类欤，绝非䗪虫无疑，请孙君将诸家本草及昆虫学各书考之自明。于民国十九年间，曾由苏州草药行，收有龙虱（腰圆形似鳖虫）云是真䗪虫，向沪杭各大药房抖销，谓苏州名药发明；亦无名姓，各店亦不考本草，遂收买以作䗪虫用之，吾绍大药号，争先恐后，亦向苏州办到应用，而中小店仍用地鳖虫，一名而有两物，以致病家向中药铺交涉，其时中药适受西医禁锢时期，上海有全国医药总会，绍兴有医药支会，炳章为主席，由中小药铺请求开会规定，炳述本草及昆虫学书数种之形态效用诸说，请送医药各会员研究，各会员一见自明。䗪虫即是地鳖虫无疑，各大药号，亦无反对理由，于是龙虱取消，以后不得再为作䗪虫，惟大药铺请求沪杭药号亦请炳章去改正，炳章答，限我时日，将来亦可办到，于是将䗪虫、龙虱两标本，及形态效用，专请浙江省官立昆虫局，复核审查，敝会因昆虫不精，药关人命，为慎重起见，请求钧局长鉴核，准予考正决定，俾便遵循云云。后得复文，云贵会研究䗪虫即地鳖无讹，龙虱确非䗪虫，并说明龙虱居水草中孵卵幼虫期，生翼上陆期，各绘图考正，更为详确，嗣后再将绍支会研究表决原案，并附昆虫研究，加以决定公文，再呈上海医药总会复核审查决定，一名不能有两物，如属会及昆虫局所确定无讹，并请钧长，准予通令各医药团体，劝令一律改正，并赐批令。俾有遵循云，总会复邀医药会员开会讨论，䗪虫即是地鳖，各无异言，于是总会复绍支，有属会所研究确无讹，准予通令各医药团体劝令改正，而后沪杭经总会令告后，概不误用矣。炳章对此误会，费许笔墨，始得合理解决（此案有前总会案卷可查，炳研究学说，裁曹氏医药论文集，即《中国医学大成》中第十三集，杂著类，甲医论丛刊之末类，未出版），孙君此药话出，恐再死灰复燃，引起误会，特叙原委，以辨正之。张寿甫《衷中参西录》第五期卷二廿四页亦有辨正，请考之。

（见《华西医药杂志》 1947）

29. 论时疫之看护法

吾观近世患病之家，一病之安危，往往责之于医家，医生之良否，亦专系乎一剂之煎药，其药宜多煎、宜少煎、宜先煎、宜后入，非所知也。此外饮食不知节，冷暖不适宜，便溺不知察，更无论矣。似此则医家之功一二，而病家之过七八，虽有卢、扁，能愈病乎？况重险之病机，早晚不同，传变且速，而惟恃一服之煎剂，庸有倖乎。余故曰：临病之看护，实为病家必要之知识，故凡良医之愈病，必先开导病家，使侍疾之人看护合法，有助医之力，无掣医之肘。夫而后病仍不治，始可归罪于医也。余有见于斯，兹就看护上，择其最紧要，最易实行者，条列于下。

（一）择医　王士雄曰：选医难于选将，选得矣，或徒有虚名而无实学，或饱学而非通才，或通才而无卓识，或见到而无胆略，或有胆而少周详，皆不足以愈大证也。然则如何而可服其药耶，但观其临证时，审问精详，心思周到，辨证确切，方案明通，言词近性，举止大方者，虽未谋面之人，亦一见而为良医，方可以性命托之。其药亦可服。周雪樵云：医家之于病人，自有密切之关系，若早暮易医，则各骋意见，各立治法，势必温凉杂投，筑室道谋，无一人任其咎而后已。而其最为偾事者，则病家之略知医药者也，愈病不足，掣肘有余，最为良医之阻力。凡于方药之有力量者，必不敢服，曰恐其误治也。于方药之能速效者，又不敢服，曰厌其霸道也。及得至平淡之方，则安然服之，服而不效，复咎于医，曰今无良医也。吾绍近时多如是之病家，而为名医者，亦必须投其所好，学此习气。呜呼，吾目睹近数年，家拥巨资，及职任重要之人，实不死病，而多死于上述端而已。审其原因，皆由于一知半解之误耳。

（二）镇静　凡患急病，病人无不自危，傍人稍露张皇，病者逆为必死。以致轻者变重，重者转死，故近情之医，虽临危证，必不在病人前面而言凶。倘亲友望病，亦勿在病人前交头接耳，以增病人之惧。妇人更勿频眉掩泪，以致弄假成真，亦不可不知也。

（三）慎药　治疫痧方药，或为丸，或研散，种类甚多，而所主治之证亦不一，有宜于暑热病者，岂可随便轻尝耶。近有不经之方，群集桂附猛厉之品，杂合为剂，妄夸无病不治，而好仁不好学者流，遂广制遍送，间有服之效者，大抵多强力之人，风餐露宿为病也。若不辨疫之属寒属热，概施于人，多致轻者重，重者死矣。余谓服药最难，施药亦不易，必须择其药性无偏寒偏热之味，选药道地，配份均匀，须善能开关通窍，行气活血之品，如开关散、卧龙丹、太乙救苦丹、雷击散之类，尚可作通治药施送。亦须刊列证治，尤须分明现状之属寒属热，如是行之，斯为有功而无弊。如夏秋酷暑烈日之中，路途卒倒，此是中热，不可作痧胀寒霍乱名之。设以上述泛泛之痧药治之，每致不救，甚则口鼻出血而死，此实暑毒直犯心宫，必以紫雪丹、行军散调灌之，可许有效。举一例而辨之，余可类推矣。

（四）饮食　兹将忌饮忌食、善后调养各法，列举于下。

（甲）忌汤水　时疫痧胀，乃暑湿秽恶之邪，阻其气道，故浊不降，而腹痛呕吐，清不升，而泄泻无嚏。故凡周时内，一口米汤下咽，即胀逆不可救矣。如吊脚痧之真证，皆最忌汤水。愈渴愈要禁阻，解渴之法，以乌梅三枚，生姜一两捣碎，滚一大杯，分两次服。惟吐泻已多，邪衰正虚者，犹寇去民穷，正宜抚恤，须以清米汤接续，缓缓饮之。亦不可禁之太过，反致胃气难复。

（乙）忌热汤　凡热汤、酒醴、澡浴三者，皆驱寒之事也。若因感寒，邪在表，饮以热汤酒醴，或暖房澡浴，皆可使寒邪从汗而解也。若暑湿、热疫、秽恶、痧胀，治宜清凉疏瀹。俾气展浊行，邪得下走，不但辛温甘腻忌投，即热汤、酒澡浴，皆能助热焰之狓猖，不可不严为厉禁也。

（丙）忌食物　凡暑湿秽恶之邪，姜糖断不可用。惟挟寒者，如吊脚瘪螺诸痧，随症皆可酌用。惟糖能力助湿热，能腻滞中宫，反为秽浊之邪树帜矣，必能增其中满呕吐，推而至于枣子、桂圆、甘草，一切甜腻守滞之品，皆当忌矣。余如瓜果生冷之物，能冰伏胃气，虽呕吐皆止，亦必禁食一周时，后以萝卜汤、陈干菜汤疏导其胃，再以锅焦粥饮进之，食后平安，然后渐加。四五日内，切忌面食、油腻、虾蟹、菱芋、诸豆、鸡、鸭蛋及各发物等。凡疫痧已大定，数日之后口渴者，以陈米汤饮之，以醒胃气。或以清快露，或但饮细芽茶，以输送津液。知饥，以热萝卜煮绿豆粥食之，或鞭笋汤煮挂面啖之，或藕粉及开水冲鸡蛋饮之。王士雄曰：必小便清，舌苔净，始可进粥饭、鲫鱼、台鲞之类。凡油腻酒醴甜食，新鲜补滞诸物，必须解过坚矢，始可徐徐而进，切勿欲速，以致食复。

（五）卧室　疫痧流行传染，皆由病热气酝酿使然。故房中人勿太多，门窗宜常开通，以俾交换新鲜空气，盖覆亦不宜太暖，总以病者不觉冷为度。如楼居必移榻于清凉之所，势剧者宜铺席于阴凉干燥处卧之，若遇路途卒倒之病人，亦宜移之阴处，然后灌以凉开之药，凡病室见有吐泻排泄物，随时扫除净尽，毋使其气熏触，致传染傍人，或用消毒水浇洒更佳。

（六）被服　凡患疫痧病人之衣服被褥，常宜洗换，换落之污服，必须即洗，不可留移，其能传染病者之家族故耳。又如衣被皆不宜过暖，过暖亦能致病加重，以热郁于内，而气不宣达也。又且太暖，则表皮汗孔疏忽，易于出汗，易感外邪，尤不可不知也。

（见《三三医报》　1926）

其他论文

30. 序一

呜呼，国医自神农尝药，黄帝论医以来，迄今已四千余年。国医药发明之早，甲于全球。史册所载，事迹灿然，厥后代有传人，名医百出，理论学说伟著如林，几于美不胜收，苟以主治运用等理论，能参以新进科学之说明，则国医学之崭新奇技，颠扑不磨，何陈腐之足言，岂可以陈腐一言，将我古今国医实验之成绩而一概抹煞也耶。慨自欧亚交通而后，世情遂变，好新恶旧，侵及医林，如近年后起西医，借政治手腕，百计摧残我国医为旧医，彼自誉为新医，不知新者，必由旧而产生，旧者新之母也，旧有之学说，若能加以推阐发挥而光大之，则新学说成焉矣。旧有之物质，加以改良而补正之，则新物质成焉矣。昔希腊亚里士多德，生乎距今二千年前，倡政治学说者，至今凡修斯学者，仍奉为蓝本，此所谓旧学说孕育新学说之明证也。昔中国黄帝征蚩尤，军士途迷，发明磁石指南车，以明方向。后由阿剌伯人传至欧西，经欧人改良而精制之，至今凡航海家飞行家，无不奉为刻不可少之至宝，此可为旧物质孕育新物质之明证也。世界学术，何一非新旧递演之结果，孕育而来之哉。虽然旧固可贵也，然旧而不加变更，则旧之精神，无从发挥，而新由立焉。黄帝之指南车，制造虽精，若不变更而改良之其能适用于芒无涯际之今日航海家、飞行家乎，吾知其不能也。否则墨守旧法，固步自封，世界将长此终古，永无进步之一日，岂有可贵之足言乎。况近年西医西药，长足进步，已成喧宾夺主之势，若不急起竭追，必无图存之余地，苟欲图存，必须设法，将旧学术存优汰劣而改良之。先总理有言，我们固有的东西，如果是好的，当然要保存。不好的，才可以放弃。我国医药亦然。谓予不信，请更将国医药落后的原因，申辩而改进之。(一) 学术无系统。同是一病，各家说法不同，虽各有取舍，每个学理的本身，无明白标准和定律，初学者以致有彷徨十字街头，未得入门之叹，不若西医的学术，有条例，有系统，苟学习之极易入门，此国医应改进者一。(二) 偏重于玄理，凡国医学理，汉唐以前，本是实验和理论并列。至宋元明，则高谈玄理，至于脏腑部位，多不研究实在学理，往往凭空处断，犹赖方药之实验，得以相沿保存，此国医应改进者二。(三) 药物未化验，国药治病，虽具有特殊效能，而品类有良窳，以致效能亦异殊，质性不统一，又未得化学上分析，假如某药与某药休整，其化学反应如何，多不明了，且混合处方，对于某种病理，以某方治愈究是何药专能，多无从标准。此国药应改进者三。改进之道惟何，宜遵仿仲景之遗法而补充之临病探原，对症发药，不尚玄，不空谈。从病的原因，研究主证与副证。辨别精详，说明其病能愈不能愈之理由，一一与经验相合参。以科学发明，厘订科目，而后编辑讲义，方有一定不易之标准。而后教授后学，普及全国，以表彰国粹，统一学术，得垂之久远耳。噫，吾国二十二行省，确有奏功极佳之良药，四千余年之经验，恒多屡试辄效之良方，散在各书，不为厘订汇集，坐视国粹沦亡，岂不深可惜哉。近数年来，我国医同志，长梦已醒，多有见于斯。各地纷纷组织医会，上海合组全国医药总会，各县设立分支会，创办医学报，风行全国者，已数百余种之多，共起研究，力图改进，谁谓国医无人。江苏如皋国医同志，如陈爰棠、李慰农、严笑鸠、丛班侯、黄星楼诸君等，组织医会、编辑医报，于兹六周，前出之报，逐期售罄，远少往购者，不能得窥全豹，若不厘订再版，日久难免散失，湮没不彰，爰将第一周至第五周，报内之精粹佳作，分类选辑成集定名为如皋医学报五周汇选。内容分生理、学说、尚论、方案、药学、杂说、医话、卫生、评论、文苑，为十门，皆为当代名医杰作，国粹之精华。论病理，有经验精深之发明。辨疗法，有屡试辄验之良方。察症候，有别出心裁之验案。其他医话、杂说、评论，皆能阐明深理，开发医智，是选不独为国医同志之益友，欲得卫生常识者，读此书亦得一导师，其出版在即，索书弁言，遂书此以序之并祝继续努力。

中华民国十八年六月日四明曹炳章序于绍兴和济药局

（见《如皋医学报五年汇刊》 1930）

31. 本报继续出版周年纪念辞

救国之病，非政治不为功；疗人之疾，非医药不能效。古云：治人与治国同功，然而国由人立，未有人，安有国。是医人即医国之本，其责任尤重于医国者。故人为医药之学，个人生命之夭寿所关。吾谓医药之学，社会国家之盛衰所系，其担负为何如耶。故德日维新，首重医学。英初变政，先讲卫生。以其医学之发达，即是国民盛强之进步。考彼泰西医学，亦自一千六百年以后，始大发明。日本医学，一千八百六十年，始派国民留学荷兰、英、法等国，迄今仅数百年、数十年耳，其进步之神速，成效之卓著，既已为全球所称许。即如东京一区，医学报章，多至数十种。新理新法，朝登报章，暮行闾阎。又且多译医药新书，藉资研究，然研究愈深，发明亦广。进一解，更有一解以随其后；成一书，更有一书以继其踪；日新月异，有昨日见为精粹，翌日转视糟粕者，因其学理之精细，固非个人之心思脑力，所能尽其底蕴，合众长以集思广益，若非有学报杂志之灌输，其进步焉能有如此之速欤。吾中国医药学说之见于报章者，始于前清同治末年，同文馆所办之《中西闻见录》，其中如德贞氏之说《脑论心》等篇，多能发明旧医学之所无，惜乎仅出十五册而止，后之继续者，则有英人傅兰雅，在上海格致书院创办《格致汇编》，亦仅出七年，因傅君回国而停止，其间关于医学者，如第一年（光绪二年）之论牙齿、论脉；第二年（光绪三年）之论舌，论呼吸气，痰饮辨，肿胀辨，洗胃新法；第三年（光绪六年）之化学卫生论，血内铁质之功用；第四年（光绪七年）之续化学卫生论；第五年（光绪十六年）之脉表诊病论，居宅卫生论，泰西本草撮要，免晕船呕吐法；第六年（光绪十七年）之医肺痨新说，医理略述，延年益寿论，裹臂新法，医药略论；第七年（光绪十八年）之人与微生物争战论等篇。其他短篇，关于医药者亦夥，不及备载。余则多发明格致理化之学，虽非医药专报，其中新理新法，未始非开我医智之药石。后如美医嘉约翰，在粤东博济医局，著译医书多种。光绪八年，另办杂志名《西医新报》，月出一册，仅八册而止。以后医报，则寂然无闻。至光绪三十一年，上海周君雪樵，组织《医学报》，计出至八十余期以。周君因受山西太原医学馆之聘，其报务交蔡君小香、王君问樵续办。至宣统二年，王君改名《医学公报》，以续周氏，仅出至一百五十四期而止。蔡君复与唐君乃安，同年十月，另出《医学杂志》，亦仅十二期而止。上海自新医院、东医，汪君惕予，于光绪三十四年亦办《医学世界》，月出一册，忽出忽停，至三十四册遂长逝。同年，留东千叶同仁医学校同学，亦输新医学于祖国，创办《医药学报》，计出十九册。又《卫生世界》，亦出十余册，皆停止。又上海医学研究所，同年六月，亦出《上海医报》，月出三期，期各一张，至十八期后同，改订成册，至五册而终。其宗旨以尊重中医，攻击《医学世界》为甚有力。余姚同年亦出《医学报》，仅一期即止。杭州亦出《医学七日报》，仅五期而止。广东光华医社，宣统二年八月，亦出《医事卫生杂志》，至十册而止，后复改出《光华医事杂志》，连续至九期而止。无锡丁君福保，在上海同年先出《医学报》五六期，至四月改名《中西医学报》，月出一册，至今年四月，已出六十九册矣。镇江医学研究会，宣统二年六月，亦出《医学扶轮报》，仅九期而止。福建医学研究会，宣统三年二月。亦出《福州医学报》，余见一册。上海中日医校，同年亦出《医学新报》，余见仅三册而止。宁波卫生公会，同年亦出《卫生杂志》四五期。南京医学会，于民国元年二月，亦出《南京医药学报》，至十三期而止。又天津新医学讲习社，民国二年出《新医学报》，至六册。上海神州医医药总会，同年五月，亦出《神州医药学报》，至今年二月，计出二十七册。又炳章经理和济药局，为整顿药品，发明效用，同年十月，亦出《和济药学卫生报》，仅十期而止。又杭州中华医药学会，于民国三年二月，出《医药观》，至五年元月，前后出十一册。广东黎庇佑以折衷仲景为宗旨，于民国三年五月，特出《衷圣医学报》，亦仅一期而止。杭省广济医院，组织浙江《广济医报》，于民国三年十月，至四年十二月，两月一册，计出六期。今年中华医学会，又出《医学报》，计已出两册。环视近四十年间，出版之医报，经吾人所目见者，不下二十七八种，至今仍能继续出版者，厥惟《中西医学报》及《神州医学报》等三四种而已，其余忽隐忽现，忽生忽灭。审其原因，或因销行不广而中辍，或由经济不充而停止。更有因近年国家多事，奔走国事而休息者亦有之。考本报诞生，亦在清光绪三十四年六月，至宣统元年八月，计出十六册。因经济支绌而暂停。至宣统二年正月，复出第十七期，意在扩充，略增篇幅。后因编辑同仁，公私冗忙，遂即又停，至同年五月，继出第十八期，乃改朔望两期，每期二大张，计十二页。至宣统三年十月朔，计出四十四期。际光复民国，人心惶惑，交通梗塞，本报更因困于经济，遂即中止。国事镇静后，虽屡有继续出版之提议，因经费难筹，以致一蹶不振者久矣。民国四年五月，同人等负疚良深，竭力集股组织，提议改订洋装，扩充篇幅。于七月一日，第四十五期始行出版。至今四月已出至第五十六期。时才十月，出报则十二期矣。报内已登之专书，未及刊完者，如《通俗内科学》、

《通俗妇科学》、《规定药品之商榷》、《应验真方》、《伤科捷径》、《囊秘喉书》、《退庐医案》等，皆切实有经验之古遗或新著。另刊大增刊一厚册。凡卷页多者，则先刊一全卷，卷页少者，已照全书刊完。前报已刊之论文一百余页，各编明细目录，并附各种面页，以便阅者折订，成为十有余种之医学丛书。回忆自去年出版，至今未及一年，而本外埠之销数，已达千份之上。全中国二十二行省，已无处无本报踪迹，且檀香山、槟榔屿、台湾各岛，华侨同胞汇银订购者纷纷不绝。同仁等前虽经过如许艰难时代，牺牲多少金钱，耗费无数脑力方能造成今日之发达。虽然多赖各埠同志竭力推行，而能达此目的，亦由因近年吾国各种科学，渐入途径，而医学前途亦大放光明。然考究医药之学，贵有坚定之毅力，尤贵有最新之学说。欲精于斯道虽终身由之，亦莫能尽其蕴，岂如市井之徒执一二时方歌括以自鸣能医乎。吾尝观十余年前，医药书报销行之不振，固由研究之乏人。研究之乏人，亦未始非医药书报之不振。互因互果，其端难寻。居今而欲增医药学术之趣味，减其研究之困难，亦非从古书新报不为功。吾尝曰医学者，博大精深之学也。若不尽读古今书，则不足以窥医学之源流。既尽读古今书，若不得其书之精意，亦不足以识医学之门径。既得其书之精意，而又不能融会贯通，变而化之，神而明之，则又不足以探医学之奥妙。夫今博学者，已难得也。虽博学而或不得师，或不深思，则精意无从得。或性不相近，虽精意偶得，亦无从融会贯通，变化神明。故必志趣心思性质，三者备而后始，可与言医学也。由是而加以阅历，辨证多而功日进，而后始可出其学而寿世也。呜呼，医岂易言哉。余尝读叶天士先生传云，医可为而不可为，必天资敏悟，心术纯正，又读万卷书，确有心得，而后可借术以济世。不然，尠有不杀人者，是以药饵为刀刃也。吾死，子孙慎毋轻言医。吾敬服先生之言，可谓达且仁矣。而世之不学无术者，可不鉴哉。况当今取缔医生，时必不远。管理药商，颁令实行。凡我医药同人，共处研究预备之时代，学报亦为灌输新智之资料。同仁等有鉴于斯，故本报自本期始，当更为整顿，遂渐扩充改良。发表论文，原为学术发言权之基础；阐明学说，以为研究参考之资料；创设问难，以为切磋琢磨之商兑；选录验案，以为神明变化之标准；罗列杂著，以为多得新智之贯输；选刊古籍，以为承先启后之根柢；采收新闻，以为疏通声气，比较学术之盛衰；立研究之机关，开学术之统系。上参元妙，进而与世界争学术之地位，下开混朦，近而为国民减死亡之准的。惟望海内名贤，共策进行，及有鸿篇巨著，发明新理新法，源源惠寄本社，本报当按期选登，藉以扬名誉而贶后学，拯民生之疾苦，增医界之光荣。呜呼。茫茫神州，或有一日免病夫之诮乎。愿与吾同胞馨香而祝之，顶礼而奉之。

（见《绍兴医药学报》）

32. 中国医学丛书总序

粤自神农尝味草木，智周万类，以别其性之有毒无毒，分为养命疗病，而著食经、本草经诸书。轩岐问难脏腑形性生成，六气传变为病，始著《灵》、《素》、《内经》，其时治病多以针灸、按摩、导引诸法。至汉张仲景，祖伊尹汤液经之法，而著《伤寒杂病论》，创汤药治病之祖，隋之巢元方，撰《诸病源候论》，发明各病之证状。至唐孙思邈著《千金方》，王焘著《外台秘要》，宋太宗敕撰《太平圣惠方》，政和间又敕撰《圣济总录》各集，当代医方之大成，皆无门径之分。至辽金刘河间及张子和用药皆主寒凉，善攻善散，多用汗、吐、下三法，即邪去正安之义，但别有独到处，亦有偏胜处。元朱丹溪亦讥其偏，然偏执其法固非，竟斥其法亦非也。他如元之东垣与丹溪，一补阳一补阴，各有灼见，卓然成家。后之学者宗东垣则抵诃丹溪，入主出奴，胶执成见，为可叹也。殊不知相反实以相成。前贤并非翻新立异，实为补偏救弊之设施。即如发热一证，仲景有桂枝、麻黄等汤以治外感之发热，丹溪以苦寒治阴虚之发热，东垣以甘温治阳虚之发热，各出手眼，皆补前人之未备。但必须察其脉之虚实、病之久暂，证之属寒属热、在脏在腑，然后应凉则凉，当温则温，治各奏效。否则宗东垣者虽遇阴虚发热，亦治以甘温，参芪不已，甚而知柏，其与操刃何异乎！此非东垣、丹溪之误，乃不善学东垣、丹溪者未明阳虚、阴虚之确证，以致自误、误人耳。然不独此也，其与当时之气运，方土之高下，亦多有关系。徐大椿云：天地之气运，数百年一更易，而国家之气运，与人身之疾病皆应之。如宋之末叶，中原失陷，主弱臣弛，而人病亦多阳虚气陷。元初张洁古、李东垣辈，立方皆以补中宫健脾胃，用刚燥扶阳之药为主。至于明季，主暗臣弱，膏泽不下于民，病亦多阴虚火炎之证，故丹溪以下至明诸医，皆以补阴益下为主。至崇祯壬午，因兵灾饥荒后，不正之疠气发为瘟疫，男女老幼传染相似，吴氏又可阐发病理疗法，著为《瘟疫论》。至清雍乾间为清之隆盛时代，冠饰朱缨，口燔烟草，此阳盛于上之明征。其时病多温热阴盛之候，故叶天士之著《温热论》。至道光朝因烟祸辱国损权，民之气郁不舒，病多血郁成瘀，故王清任发明鼠疫、白喉、喉痧等书。皆具独得识见，足补前贤所未备。甚至方土之气候有不同，如东南诸省四面环海，地卑气温，湿受热蒸，温热病多，故叶香岩之著临证指南，陈平伯之著《温热条辨》，皆发明江浙之湿温也。北方地高崇山，气候寒燥多风。如仲景、东垣之法亦为正本清源之治。沿至民国，万国互市通商，汽轮、火车、汽车，全国贯通，各地方土之病，流传更速，居住饮食亦多前所未见，而今则多能食之，故人之疾病因此亦多有前所未曾见，而今独普遍。故吾国医处此境地。宗一家一派之法，岂能尽治万变之病乎。且更有西医之排挤，若非博览群书，温故如新，何能长治久安图存乎！况现代党国，百政维新，对我国医民十八年创组中央国医馆，力谋整理之责任。医馆成立之际，议定先整理固有国医药书籍，次则编辑实验讲义，因短期间不能征集浩如烟海之国医书籍，无从评判各书之良窳，以致至今未曾实现。炳章研究国医药三十余年，焚膏继晷，手不释卷，读书临证，觉有实验，仅就一得之愚，为便利国医同志，参考实习起见，爰辑中国医丛书，自上古神农、轩岐，迄近代名著，就余所藏三千五百余种之中，精选善本、珍本具有实验发明者，都三百三十五种，一千九百七十五卷，别为十三集，以著作时代先后为次序，俾有系统可循，一曰医经类，凡十四种，如《灵枢》、《素问》、《难经》、《甲乙经》、《中藏经》之类，皆属之。二曰药物类，凡十八种，自《本草经》，至近代名家本草药性皆属之。三曰诊断类，凡十八种，如察脉、辨舌、诊腹及四诊各法，皆属之。四曰方剂类，凡十七种，历代重要方书、方解皆属之。五曰通治类，凡六十四种，如各家丛书，医药各科备具者皆属之。七曰内科类，凡二十二种，自内藏所发之病及肺痨等皆属之。八曰外科类，凡三十四种，如外发肿疡、跌打、损伤，喉痧、白喉、眼科，形诸外者皆属之。九曰妇科类，凡二十种，如广嗣、经带、胎前产后、各病皆属之。十曰儿科类，凡三十一种，如小儿百病，惊疳痘瘖皆属之。十一曰针灸类，凡十二种，如针灸推拿手术，各法皆属之。十二曰医案类，凡十六种，明清名家医案皆属之。十三曰外集杂著类，凡二十六种，皆明清名医医论、医话、名医史传，皆属之。各书皆选精刊足本，重加圈点，或已有名家评批，或炳章自评，其原文讹者正之，缺者补之，每种各撰提要一篇，以冠其首。叙明著者略历，内容要义，以阐发本书之深理，承启后学之注意，越时二十余载，全书始告杀青，以打破国医私传子孙之秘诀，创四千余年国医大丛书之新纪元。上海□□书局为发扬国粹文化，提倡国医学术起见，请求炳章将是集供之于世，代为刊印，余愿不欲私秘传子孙，慨然允之，重加覆校，用并宋铅椠白纸精印，清朗醒目，以质诸现代名贤斧正之。爰志刊书，书之缘起于简端，是为序。

中华民国二十三年十月四明曹赤电炳章氏序于绍兴和剂药局

（见《绍兴医药学报》 1935）

33. 慈溪魏氏验案类编初集序

尝考医案之创，始自仓公扁鹊，载在史传。厥后代有著述，至清魏玉璜汇辑续名医类案，集清以前医案之大成。咸同间陆氏又辑再续名医类案十二册，惜未刊行，清道光时，苏州名医汇辑吴医验案汇编。扬州史缙臣云，医者无论内外大小，一年之中岂无一二奇症。若怀之胸臆，则近于秘道不传，若登之梨枣，又碍少难成帙，何不于三五知己中。每于岁底，各出所治奇症，观何证，用何药，如何疗，如何愈？以为医案亦是不朽之举，庶后人有迹可循，而无认证不真之憾矣，功不在仓扁下也云。古吴先医创编吴医验案汇编，本斯意也，惜后人未能接续遵办耳。

余友魏君长春，字文耀，为慈溪积学士也，尝研究医药，手不释卷，间遇疑难奇症，常与余通函讨论，切磋琢磨，虚心采纳，必求其切实中的而后已。其日常为人治病，必记录医案，病者姓名住址，何年何月，病名病因诊断疗法，服后效果，何治何效，各案必全始终，大都其人俱在，信而有征，非徒托空言可比，积久成为巨帙，厘订四卷，名曰《魏氏验案类编初集》。书述既成，邮寄炳章逐证审阅，复经详细审视一周，各证案尾，附以发明，先生平时审证用药列方，研究心得有素，如喻嘉言所谓先议病后议药，然后能致乎恰中病情，要必奏功于服药之后。允称不负苦心，信手而得，昔杭大宗序名医类案，括言之，曰审脉，曰辨药，曰慎思，其论绝伟，其意赅括，余于是书亦云，其认症无差，用药恰当，非多读古人书，善察时代变者所不能，读是案者，深研其处方所在，触类以充其识，隅反以神其悟。如审病用药，病重体强者，则药分当重；病重体弱者，则避重就轻；临床应变，在乎灵机活泼，心悟神会而已。医之治病，虽有成法规矩，成法之中，尤寓变化之巧，规矩之法有尽，而用法变化无穷也。故医案实有变通用法之巧，倘执巧以为巧，不知变通，则弄巧反成拙矣。吾谓医之，临床诊病用药，亦莫不如是。医岂易言哉，医岂易为哉，爰述其立案著书之缘起如此，是为序。

中华民国二十四年八月下旬鄞县曹赤电炳章序于古越和济药局之寓庐

（见《光华医药杂志》 1936）

34. 集古阁重刊潜斋医学丛书十四种序

王君孟英，系出安化，籍隶盐官。自乾隆间，其曾祖秉衡公，携其眷属，侨居于杭之钱塘，治家严肃，门无杂宾。祖永嘉公，天性纯孝，着于乡里，父谜沧公，少有祖父风。俞桂庭先生慕其孝友，以四姊为其室，逾年值秉衡公古稀，而谜沧公前举之三男皆殇。至嘉庆十三年三月五日，又举一男，即孟英先生是也。时秉衡公喜曰，此儿与祖同甲子，必得篯祖之寿，因命其小字曰篯龙，即于是年着《医学随笔》

一书，或抒心得，或采前言，书未脱稿，而公考终。永嘉公皓首居忧，孺慕犹切，辑注未竟，遂撄疾，服阕后两载亦谢世，础沧公校定遗稿，意总欲授梓。诅天夺其年，以四十九岁印捐馆舍，天之报施，不可问也。时道光纪元，孟英年甫十四，泣而告其母舅云，先人遗训，期甥于世有所用，而曾王父于甥生之日，即着医书一种。夫用于世者莫如医，甥敢不专心致志以究其学，第义理渊深，欲埋头十裁，而以家事累吾舅可乎。其舅闻而喜曰：汝志如是，汝父不死矣，吾岂敢辞耶，遂诺之。并赐其斋曰潜，嘱潜心学问，勿以内顾为忧。忆先生天姿颖异，幼即超群，于是足不出户庭者十年，手不释卷者永夜。不问外事，摈弃一切，人或以痴目之，因自号半痴山人。始终未展其志，而临症颇肯用心，屡起大症无算，皆录医案。于是声名鹊起。如先生者，可谓不负遗训者矣。至道光十七年，江浙霍乱大行，先生遂著《霍乱论》，书成经海丰张柳吟先生阅定。十八年五月，王仲安先生梓而行之。道光三十年庚戌，张柳吟先生所注徐氏《医砭》，亦加评付刊。又校刊沈尧封先生之《女科辑要》，书中附有发明处甚多。咸丰元年，先生刊行选评斐一中《言医》一书，是年又辑《正续名医类案》之魏氏按语及附方，先生增以评注，名曰《柳州医话》，亦于十一月刊行。又刊史缙臣《愿体医话》，是书由先生舅父俞桂庭先生增补诸方，经先生发明，益见精确。咸丰二年，先生目击时医治温热之非；于是辑《温热经纬》五卷，复经杨氏素园、汪氏曰桢《发明评注》，至五年五月刊行于世，咸丰三年春，金陵失守，杭城亦危，先生闭户读书，常叹俗医治病之弊，复辑著《潜斋医话》及《简效方》以行世。又选俞氏《古今医案》之按语，缺者补之，略者详之，义理末明者发明之，辑为四卷。咸丰四年续集《四科简效方》，及《蓬窗录验方》，以补前刊《潜斋简效方》之缺略。咸丰五年，评注秉衡公遗著之《重庆堂随笔》。校刊行世，是年冬携眷回籍，息影穹乡，赁屋而居，颜其草堂曰归砚。先生自失怙后，即携一砚而游，在苒三十余年，仅载一砚归籍。游时偶有所录，积成四卷，题曰《归砚录》。庚申春于杭省刻竣，而杭垣失守，杭人多迁避，有胡友荣甫者挈版寄先生，时亦未及修校，至同治元年，始校竣印行。咸丰十一年秋，海昌势日蹙，不克守先人邱垄，始别两弟。携妻孥移迁于濮院，值此乱离靡定之际，因自题所居曰随息，且改字梦隐，是时草饮食谱两卷，以寓憾慨。季冬杭垣复陷，海昌亦溃。同治元年夏，避地申江，妻孥踵至，僦屋歇黄浦西，仍曰随息居。适上海霍乱大行，司命者罔知所措，死亡实多，元和金君簠斋，恻然伤之，遍搜坊板霍乱谕，而不能得，闻先生踪迹在沪，即来与订交，并求先生重订是书，以为登高之呼。逾两月，金君亦以此证遽逝，先生感此，则重订之举，益不容已，书成题曰《重订霍乱论》。首病情，次治法，次医案，次药方，凡四篇，即近刊王氏五种内之霍乱论是也。惟潜斋十种总目内，有未刊圣济方选，无卷数。未识集于何时，炳章遍访同志，皆未见是书，且未分卷数，或其未成书也。余如先生医案则仿编年之例，如医案初编，采自道光甲申迄癸卯，仅分二卷，续编，自甲辰至庚戌，则分八卷。上二种，杨氏初刻于江西，继刊于江浙，久已脍炙人口，惟三编，自庚戌至咸丰甲寅，则分三卷。其四编自乙卯至丁巳，即《归砚录》卷四是也。此二种除潜斋原刻本外，另无翻刻印本。又有《蓬窗录验方》二卷，据先生《归砚录》云：已由蒋生沐广文，见而善之。梓入汇刊经验方矣，惟余仅见《鸡鸣录》摘录喉症方之一斑，惜未窥全豹耳。自先生著书行世，或已刊印，或未付印，至今来逾周甲，除王氏五种坊版流行海内外，而潜斋原刻十种因叠遭兵燹，损失无存。民国纪元，李君钟珏在军书旁午时，能校刊潜斋八种，付活字版印行，热心可嘉，惜书印无多，不久售罄，后学索购者，仍不能应求。民国六年冬，余偶在旧书肆，复得潜斋十种，较李氏排印本，增医案三编《归砚录》二种。炳章益增以《古今医案按选》，并《四科简效方》及《医案正续编》，合为一十四种。校雠既竣，即付石印，庶几先生专心积学，埋首十年之苦志，得以广流传于万世，此则炳章增刊先生遗书之微旨也夫。

中国民国七年三月日四明后学曹炳章赤电氏序于古越之养性庐

（见《绍兴医药学报》 1918）

35. 重刊四科简效方序

世人常谓有一病必有一药可治，有一证必有一方可疗，虽然亦有有其病而难遇其方，有其方而不过其病，通都大邑有如此，若僻居乡曲，或旅行舟车，病发仓卒，何以处之，转不如将已试验之方，积录成书，以公诸世。俾病家不及延医之处，得以按症选用，其利益为尤普。王君孟英，邃于医者也，有见于斯，爰集是编。或得于见闻所及，或曾经亲手试验，择其平易可用之方，编为四卷，曰内科、曰外科、曰妇科、曰儿科，题曰《四科简效方》。书成，未及刊印，乌程汪谢城先生，手录副本藏之，先生归道山，藏书散布人间，是编为田杏村舍人所得，阅其方，抉择精审，简明且备，读孟英《归砚录》有云，余近采简妙单方一帙，名曰《蓬窗录验方》，多医家宜备之药，可以应世，可以济贫。吾乡蒋生沐广文，见而善之，已梓《汇刊经验方》矣云云。此编所采较多，而仍不失简妙，且易于购办，诚仁人之用心也。余谓天下奇方之有经验者，原不恃药之珍贵，在用方者之对证耳。用得其当，虽牛溲马勃，亦足以起危疴；用失其宜，虽犀羚冰麝，或反至于偾事，汇集秘方，苟能对证检用，未始非拯人疾痛之一助，无如近来市井之徒，得一验方，往往秘而不露，或留作家藏鸿宝，视为奇货可居，忍使良方湮没，奇病危亡，昧理丧心，莫逾于此。在富贵尚可求生，而贫病只堪待毙。抚心自问，罪可逃乎。余近为孟英刊遗书，而《四科简效方》绍兴徐氏虽有刻本，在远方仍无流传，爰取汪氏手校本，重为校订，加以圈点，列于丛书之内，同付石印，与其秘藏于一人，不如公布于天下，偏利于一隅，何如共利天下后世之为愈乎。

中华民国七年二月四明后学曹炳章赤电氏序于绍兴之和济药局

（见《绍兴医药学报汇刊》 1919）

36. 重刊霍乱论摘要序

《随息居霍乱论》，海昌王梦隐士雄撰。同治癸亥，江苏上海一隅，时疫盛行，王君以法治之险，遂有是作。陆九芝封翁于癸甲间，治此病尝以石膏、芩、连清而愈之者，则暑湿温热之霍乱也。以凉水调胆矾吐而愈之者，则饱食填塞之霍乱也。维时临此病者，方竞用丁、附、桂、姜。封翁每与病家力争得之，及见王君此论，因篇幅繁富，曾摘其论中要旨，并阐其立方之义，余因此论之能活人，而尤于夏月为切要也。爰珍，存之虽非全豹，良法具在，用以备检阅而已，是为序。

中华民国七年冬月　吴县张炳翔叔彭氏志

按霍乱有属湿者，有属热者，有伤冷中寒者。是书系治霍乱之因于热，及因于湿者，为对症之正治法。若由于伤冷中寒而发者，即俗所谓吊脚痧是也，宜宗徐子默先生《吊脚痧方论》及余著《瘟痧证治要略》中各法为最妥。然寒热虚实，其临证时，务须悉心审认明确，而下药不致有误。切勿以此数方统治变化多端之霍乱，且此证暴发变速，若初方寒热误认，必不救药也。再此书由张君叔彭所藏，原刻于同治九年六月，版存苏州元妙观西，漱艺斋陶升甫刻字店，在当时刊印赠送。迄今已数十年，原版散佚无存，为此商请于张君，专抄重刊，使前贤孤本，不致湮没不传。蒙张君不弃，邮我手校原本。炳章捧诵一周，读九芝封翁摘论中阐明立方奥义，颇多精妙深理，因谋梓之心愈切，幸页数无多，即嘱徒录抄付刊本报之古籍选列中，以广流传。爰记其得书刊印之缘起如此。以附于张君之序末。

中华民国八年一月十日　四明曹炳章灯下记

（见《绍兴医学报汇刊》　1919）

37. 重刊慎斋遗书序

赵氏《存存医话》云：周先生慎斋，名子干，宛平太邑人，生于前明正德年间。中年患中满疾，痛楚不堪，遍访名医无效，复广搜医方，又不敢妄试。一夕，强坐玩月，倏为云蔽，闷甚，少顷，清风徐来，云开月朗。大悟曰：夫云阴物也，风阳物也，阳气通畅，则阴翳顿消，吾病其犹是乎。遂制和中丸服，不一月而安，后成名医云。盖先生常就正于薛立斋之门，故其用药，亦多以六味、八味、补中益气数方治病，犹不能脱薛氏窠臼。惟先生能变通化裁，不执死方，阅其传云，问难数日，豁然贯通，立斋真名师也。理道甚明，惜其稍泥，若先生之治疟，有升其阳，使不并于阴，则寒已；降其阴，使不并于阳，则热已，可谓神明变化者矣。尝阅《本草述钩玄》卷首云：自明以来，江南言医者，类宗周慎斋，慎斋善以五行制化，阴阳升降，推人脏气，而为剂量准。雍正以后，变而宗张路玉，则主于随病立方，遇病辄历试以方，迨试遍则束手。吾于是欲购求慎斋先生书，后得见《医学粹精》五种，如《周慎斋三书》、《查了吾正阳篇》、《胡慎柔五书》、《陈友松脉法解》。其《慎柔五书》已刻于《六醴斋丛书》内，《脉法》亦是慎斋先生著，陈友松加注而已。考查了吾、胡慎柔，俱为慎斋先生弟子，三书者皆先生与弟子口授耳传，记录成篇者也，惟《慎斋遗书》，尤为先生晚年心得所集，出于门人记录，未经校正，多有隐晦重复之弊。勾吴逋人球先生，自幼年习医，继晷焚膏，以三十载苦工，特将是书删烦去冗，更定卷帙，以阴阳、脏腑、气运、色脈、经解、方解、病机、方案分为十卷。书成藏于复易草庐，未即行世。其时适王胥山老人刻自注李太白及李长吉集，暨《医林指月十二种》等竣工，嗣得复易草庐《慎斋遗书》，遂详加校订，阙陋者，借得东扶张先生藏本，钱登谷抄本，及胡念庵先生所藏慎斋医案，参互补正，且仍表明从何书補入，然勾吴所订原本，虽已删润，其文义仍未润泽，读者常病其蹇，复经东扶先生之发明利导，胥山老人之细加厘订，于是始成完书。书成时在乾隆甲午，琢崖先生年已七十有九，开雕未半，病将易箦，手书于仁和赵石堂先生曰，是书为明医周慎斋遗书，开雕未半，幸竟其事，以成吾志。赵君谨受教唯而退，是年之冬，乃续刻其余，成书十卷。勾吴胥山数十载苦志，得赵君成之，惜印行无多，板遭兵燹，故近世罕见。炳章旧见杨氏是书藏本，以重值购归，诵读数周，其阐发病源病理，言简意赅，能独出心裁，不拾前人牙慧，可谓真发明家，真著作家。业斯道者，苟能将此书殚精致力，必大有裨益也。爰不揣捣昧，重为校定，张王等注，有未经圈点者，则圈定之。原文或注语，间有参以己意者，则于句下附注之。然原文仍不更动只字，恐乱其文义耳。校订既竟，恐再湮没不彰，为此即谋石印，以广流传于万世。禅慎斋之名不灭，而逋人与琢崖二公，亦不枉费数十寒暑之苦志，使其名得并传不朽，此则炳章校印是书之微旨也夫。

中华民国八年七月　日鄞县后学曹炳章赤电氏序于绍城之和济药局

（见《绍兴医药学报汇刊》 1919）

38. 重刊临证医案笔记序

老医家之有医案，自仓扁始，惜其散见于史乘及名人笔札，尚无专书之记载。自唐宋元明，代有医案专书，而明之江氏瓘及清初之魏氏玉横，始有《正续名医类案》之辑，以搜罗明以前之医案，集为大成。厥后道咸年间，陆九芝封翁及陈氏载安，采集自康乾以后至道咸年间之前人治验医案，计十二厚册，名曰《再续名医类案》，亦谓博焉。及今视之，其当时采集者，不过十之三四，遗漏者且十之六七，其间体例，亦各有所本。或专记疑难奇异者，如钱国宾、徐洄溪各案是也。有专议病理而推议方药者，如罗天益、喻嘉言等是也。有日录病状药方，无首尾系统者，如叶氏临证指南及三家医案是也。有逐日详载病状变形，更改方药，首尾可考者，如吴门治验录、吴鞠通医案之类是也。有医案附于证治法之后，以为证明其治验者，如朱丹溪、薛立斋、万密斋、虞花溪诸前辈是也。有搜集诸病现状之种类，以定治疗之法程者，即吴君渭泉之临证医案是也。且先生由大令晋阶司马，不数月而特擢监司，洊升鹾使，其出为名臣，处为名医，即范公所谓不为良相，当为良医，洵当代之伟人也。故其所著医案，每叙一证，必先列现状种类，次则见证立法，古法而不泥古方，各类之后，又附有简效单方，及外治各法，皆多奇效，惜是书再续名医类案亦未搜采，惟何惠川文堂集验方，及存存斋医话，偶采单方数则，多称其妙。是书道光丙申刊行，未久而遭兵燹，板片损失殆尽，因此湮没失传者有年，炳章上年购有是书旧本，惜首卷损破，缺字尤多，其后五卷，幸无缺陷，恐其失传，爰为悉心校勘，急谋石印，以广其传。其间偶有字画谬误，检查引用原书以正之。文简脱漏，鉴考语意以补之。再恐独多缺失，待后起好学之士改正之，则幸甚也。

中华民国八年三月　日四明曹炳章赤电氏叙于古越之集古阁

（见《绍兴医药学报汇刊》 1919）

39. 重订先醒斋医学广笔记序

考缪希雍，字仲醇，常熟人。《明史·方技传》附见李时珍传中，且与张景岳同时，景岳守法度，而希雍颇能变化。景岳尚温补，而希雍颇用清凉，亦若易水河间，各为门径，然各有所得力。朱国祯涌幢《小品》云，天启辛酉，祯患膈病，上下如分两截，中痛殊甚不能支。希雍至，用苏子五钱即止，是亦足见其技之工矣。先生先究药学三十余年，著有《本草经疏》三十卷。明天启五年刊行，《先醒斋笔记》四册，天启二年刊行。其余校刊王叔和《脉经》十卷，并附有脉影图说二卷，颇多发明，后贤所注脉注之图，大抵多本此书。如《本草经疏》，缘君亭原刻本，流传已少，而周君征之，刊入丛书，不致湮没。惟《先醒斋广笔记》，传世亦鲜，人多珍之。读《四库全书提要》云，《先醒斋笔记》四卷，乃长兴丁元荐，取希雍所用之方，裒为一编，希雍自又增入伤寒时疫治法，并增益群方云，兼自检常用诸药品四百三十九种，名曰《炮制大法》。悉按《雷公炮制》，去其迂阔难遵者，裁以己意，无雷公旧法者，以己意阐发，补前人所未逮。凡诸使制解伏，反忌恶畏等，系其下。又附用药凡例，庶病家医家，考用一目了然。一一皆先生口授，命门弟子庄继光先生手录之。五易其稿，别类而不分卷，汇为四册，仍曰《先醒斋广笔记》。明崇祯壬午，虞山李枝季刊行。炳章偶得原刻旧本一部，展而读之，其间皆先生生平心得经验良方奇法，爰遵《四库提要》例，仍分四卷，校正原文，不参己意，亟谋石印，以普传人世。庶几业斯道者，不致夭枉人命，其所裨益，功起鲜哉。

中华民国八年六月　日鄞县后学曹炳章序于绍城和济药局

（见《绍兴医药学报汇刊》 1919）

40. 与高思潜先生书

思潜仁兄如见，久疏音问，时切神驰，辰惟凡百如意为颂，昨吾廉老，深以仁兄弟如此医材，改当小学教员，代为惋惜。近阅此番复函，犹为扼腕，廉老前嘱仁兄弟编新解儿难一则，欲观仁兄弟实验何如？如果学验兼优，意在奉邀来绍，汇编医药学讲义云云，弟想此举，全为振兴中医、表彰国粹起见，国能照此实行，则于中医前途大有关系。弟亦深表同情，为此修函如商，仁兄弟究竟有意与否，及每月修金若干，务请切实示悉，俾便转告廉老。如能双方同意，或由弟介绍订约，专此备臆。藉讯　近妥　伫候回玉为盼。弟曹炳章鞠躬

（见《三三医报》　1925）

41. 复高思潜君书

思潜仁兄先生大鉴　左接　大教　敬悉　所提议绍兴续办医报一事，弟亦有此心，弟意必须集足一月印刷纸本，方可开办。庶无中途停止之虑，现拟先集足股本三百元，今日只有半数集就，廉公年老，其他职员亦无意于此，弟近年亦因公私匆忙，又且观此现状，亦觉寒心，以致退避三舍，将

来俟弟私事整理完善，意欲自出一种医药报，惟必须请阁下同为帮忙。弟阅近日各处医报，如阁下与张锡纯、山雷、如伟、小农等五六人，尚有新理想发明旧学理，将来对于投稿，必须略为去取，或加修改。如吉生兄办法，来稿照原文尽登，好歹不计，则文章虽多，而报之精神价值，未免减削，亦是美中不足。然吉生兄做事，能持久远，耐劳苦，确是在责任有恒心之人。甚难得也。余不详 此请 道安 弟曹炳章鞠躬

（见《三三医报》 1925）

42. 九问

林屋王萼庭

鄙人素患遗精，初则梦泄，未经医治，渐成滑精，以致精耗神痿，甚至激动肝火，升腾上焦，致现吐血。血证虽服药即痊，而遗滑未除，长此以往，势必促成劳怯之途。因思贵会乃医药之枢纽，乞恳赐示治疗方法，并余友另求治白淫一方。

答九

俞东扶云，医书咸云有梦而遗者，责之心火，无梦而遗者，责之肾虚。二语诚为括要，以余验之，有梦无梦皆虚也，不虚则肾坚精固，交媾犹能久战，岂有一梦即遗之理云云。盖精之藏蓄在肾，若肾脏虚衰，精窍滑脱，不能固闭蛰封藏之本，则玉关无约，而精遗滑，此当责之于肾虚，且精

虽藏蓄在肾，而主宰实出于心，故凡苦志读书之人，及思虑劳心之辈，以致妄动君相二火，逼令精舍不宁，即精亦能遗泄，此当治之于心。大抵遗精因于淫欲竭精，闭藏失职者，如九龙丹去当归加五味子（熟地八两，萸肉、甘杞、芡实、炒金樱、山药各四两，莲须三两，莲肉四两，五味子一两，为末蜜丸，每服三钱），加减六味丸（即六味丸去泽泻，加化龙骨三两，鹿角霜二两，黄鱼鳔三两，五味子一两）或萃仙丸（何首乌四两，九蒸九晒，白茯苓二两，人乳拌，怀山药二两，人乳拌蒸，莲须四两，川断三两，酒炒，韭菜子二两，北芡实四两，人乳拌蒸，沙苑子四两，微炒，菟丝饼二两，覆盆子二两，酒炒，莲肉三两，人乳拌蒸，破故脂三两，酒炒，核桃肉二两，化龙骨三两，水飞，金樱子三两，东洋参三钱，黄鱼鳔胶三两，煮化捣入，研末，用鱼鳔胶加炼蜜为丸），以补肾之剂固之摄之。若因阳虚无气以制精，寐则阳陷，而精道不禁，无梦自遗，宜选注固精丸（鹿角霜八钱，鹿茸四钱，韭菜子一两，五味子五钱，淡苁蓉一两，浙苓五钱，附片五钱，巴戟肉五钱，化龙骨五钱，赤石脂五钱，煅，酒糊丸），以提阳固气。因于心肾不交，无以统摄精舍，宜金锁玉关丸（芡实四两，炒，莲肉四两，去心，藕节四两，茯神二两，山药六两，五味子三两，石菖蒲一两，为末，金樱子六两，煎膏，代蜜丸），每次四钱，以实脾清神而固塞之。因脾虚肾亏遗精，宜聚精丸（鳔胶二斤，蛤粉炒研，沙苑子一斤，人乳拌蒸，为末蜜丸），加别直参三两，炒于术三两，芡实四两，营须二两，五味子二两研末，同捣为丸，每服三四钱，早晚二次，以益气固摄而封藏之。因肾虚肝火炽甚，疏泄无权，宜加味逍遥散（软柴胡、白芍、炒白术、归身、茯神、焦栀、丹皮、旱莲草根、生地、女贞子)。因思欲不遂，闻见泄精，宜辰砂妙香散（化龙骨一两，益智一两，人参一两，茯苓、茯神、远志各五钱，辰砂二钱五分，炙甘草钱半为末)，吞玉华白丹（钟乳粉、白石脂、阳起石煅，各五钱，煅牡蛎七钱为末，糯米糊丸)，宁心安神而填塞之。因脾虚气陷，湿热下流者，宜补中益气汤，助气以升举之。肾阴不足，肝阳内风鼓动滑精者，宜地黄饮子，去桂、附以温柔养之。阳虚有火，茎痒遗精，宜八味丸加鹿茸。通阳消阴翳，小便后，常有滑精，补中益气汤吞缩泉丸，温阳化气以摄收之。阴阳倒置，烦悸梦泄，建中汤加牡蛎粉，健中宫而固塞之。若时独言笑悲泣，如有人对晤而遗者，谓之鬼交，宜苏合丸。同辰砂、雄黄、鬼箭羽、虎骨，驱邪镇神以安宁之。若壮年久旷，精备而溢，宜清心丸（生地、麦冬、枣仁、远志、山药、五味、丹参、车前子、牡蛎，加黄柏。金樱膏丸)，清心安神坚阴窍。腰脊热及经络热而遗者，宜许氏清心丸（真川柏一两，梅冰片一钱为末，盐汤泛丸)，坚阴以达窍。或因曲糵湿热而遗精（面色必赤亮)，宜端本丸（苦参二两，川柏二两，煅牡蛎、煅蛤粉、青蒿、葛根、煅白螺蛳壳各一两，神曲糊丸)。或因膏粱湿热而滑泄（面色必淡黄或黯黑)，宜猪肚丸（焦白术五两，苦参三两，猪苓二两，煅牡蛎四两为末，猪肚一具，煮烂捣透，蜜为丸)。或因伏火郁滞而遗滑，以滋肾丸、猪苓丸。或因积痰郁滞而遗滑，以滚痰丸、神芎丸。又有白淫一症，证状治疗，皆略同遗滑。《素问》云：思想无穷，所愿不得，意淫于外，入房太甚，发为白淫，治心以妙香散，加石菖蒲下安神丸。治肾以叶氏温柔涩法（五化龙骨、桑蛸湖莲、覆盆子、茯神各三两，芡实、茯苓各二两，制远志一两，金樱子六两，另熬膏，加蜜为丸）。其余虚则补之，滑则固之，仍照遗滑类推。若统治遗滑及白淫，如封闭精窍，须用五倍子丸（五倍子二两（青盐煮焙）茯苓二两为末）。若固摄精关最妙为乌贼骨丸（淡海蛸四两，川黄柏五钱研末，用黄鱼鳔胶二两五钱，煮烂为丸）。此遗精略治之法上已略备。据尊恙所详，先梦泄，继失血，后遗滑，亦属肾阴虚，君相二火为患，宜服金锁玉关丸、加减六味丸、选注固精丸。遗滑除后，更宜常服萃仙丸（方均见前），以益元调神，能久久服之，自然精关完固，神智焕发矣。且药治之外，又有按摩导引各法，亦多奇效。故王士雄《古今医案选》亦载之，兹录其于生理卫生上确有学理者，数则于下，以俾患者，双方调治，速收效果。俞东扶曰：遗精药治之法，然亦有效有不效，则因虚者之有小虚，有大虚，而虚者之心，或有嗜欲，或无嗜欲也。人若于欲事看得雪淡，更极畏怕，则熟寐时亦能醒觉。其次再用刘海蟾吸摄提三字，做运想功夫，先以一擦一兜，左右换手，九九之数，真阳不走之诀，继以一吸便提，气气归脐，一提便咽，水火相见之诀，久久行之，功成可以不泄。尚有欲念，再于上床临睡时，以两手大肉擦热，反向背后擦肾俞三十六次，肾俞热，则相火不作，夜无淫梦（杨曰：阴虚火甚者，用此法，其遗更甚）。杨素园曰：一吸便提四语中有口诀。须于密室中澄心定虑，使气息调匀，然后大张其口，则真气自满。切勿吸气至令风入，则为患不小，随即闭口用力咽下，以意送至丹田，降至两足，随即提起，从脊后升至泥丸，仍降至口中，放归丹田，此为一度，名曰火炼。随即漱津满口，用力咽下，照前提放，名曰水炼，如此四次而止。凡捏握了时，即握拳曲股耸肩使气易上，降气时以渐舒放，使气易下，且用功完后，须用枕垫肋下，倚卧良久，左右更换，使气周流不滞。若觉火衰，则多用火炼，每日按时为之，其功甚巨。然或误用，其患亦深，不可不防也。白须老人云，遗失之证，须用牵白牛之法。其法不拘布帛，做一小兜，将外肾兜起，擒在腰后裤带之上，此病自免，道家谓之张果老倒骑驴。杨素园曰：塞海底法，较此尤捷，其穴在谷道前有小坎，用手揣之即得。每早晚用指向后推百十下，即不遗泄，随用随效，此皆应验之导引法。胜㕮咀之丹丸草药，故不惮饶舌以言之。

（见《绍兴医药学报汇刊》 1919）

43. 问五十八

吴肃

敬陈者，窃以家慈今年六十有七，患神经病，已越四年矣，缘向目身体虚羸。因井臼操劳，足不出户庭一步，复以家道中落，居恒郁郁，终日不作一语，致成肝胃气痛之疾。时发时止，既而家事日见繁剧。至丁未春间，忽患失红之症，每呕吐一次，即用脚盆盛之，辄为之满。比以仓促之间，未敢乱投药饵。当购鸭梨四十斤，熬膏服之，未及一月，渐次就痊，旋又购梨六十斤，加以西洋参合熬成膏，服完即愈。接服吉林人参斤余，自后即不复发矣。然肝胃气痛之疾，动辄复发，发时饮食不能少进，非数日不能复元。盖平时除两餐米饭外，其他无论美肴佳馔，概不沾唇，饮食亦不多，茹荤腥极有节度，所服之药，无非理气导痰之剂，不能稍见功效。犹此肝火愈旺，益见颓唐，迨至辛亥秋，武昌起义，竟成鹤唳风声，斯时也，家慈难安寝食，无以自容，讵料烽火之中，而先严忽于是年十月见背，则家慈于恐怖中，而兼伤感，于是精神顿减，更形惝恍迷离，其气血亏耗，亦已达极点，竟至小解自遗，不能收摄。当延名医诊断，均以滋阴固气为不二法门（当归、白芍、熟地、党参、牡蛎、覆盆、菟丝、山药、陈皮、黄芪、白术、茯苓、甘草等味），竟获全愈。甲寅五月，不幸冢儿夭殇，则家慈失其最爱之长孙，而病势益见增剧，终日谵語，似醉若痴，时而高声，时而絮语，由是饮食无节，喜怒弗常。近四年来，时以双手频解钮扣，迄无间断，惟耳甚聪，饮食亦较前其健，只是漫无节度，不择甜咸，均能可口，现因齿落，但不能食硬物，其行动非人牵扶，即寸步难移。至若大小便，均与寻常无异。舌苔则变化不时。惟嘴唇常带红色，却从来无咳痰之患，及涎沫吐出者。现在肝胃气痛之疾，际此亦不复发，稍一清白，即觉心脘痛楚，偶谈往事，于三四十年前经过之情况，尚能记忆靡遗，以挽近而论，又觉稍逊于前，后服痴癫药水（西药），不甚见效，继以京半夏、戈半夏等，乃化橘红合冰糖蒸服，仍然无效力。此仅就病变，及服药各缘由之大概情形也，肃按此等症候，为神经病已无疑异。近因单方毫无功效，药饵亦暂为中辍。睹此暮景，不获以娱天年，为此将详细病状具陈，以便转乞。大医家明以教之，并望赐以良方。俾家慈早起沉疴，则感荷。高谊，实无涯涘。（下略）

答五十八

据述　令堂之恙，先因过劳成肝胃病，继则吐血盈盆，后复因恐怖，而精神恍惚迷离，小便自遗。再则终日谵語，似醉若痴，时而高声，时而絮语，由是饮食无节，喜怒弗常。近四年来，时以两手频解钮扣，迄无间断，惟耳甚聪，饮食甚健，漫无节度，不择甜咸，均能可口，且从无咳痰及涎沫吐出者，偶谈往事，于三四十年前经过之情况，尚能记忆靡遗，服西药房痴癫药水，及京半夏、戈半夏、化橘红合冰糖等药，然皆无效力。综观经过前因，由肝病而遗溺，由遗溺而神呆，湿系心神大虚，脑府不足，系高年风痱厥中之兆。盖神以心为宅，以囟为门，故心为藏神脏。凡人之神气，皆心所应含藏者也。而脑亦为元神之府，神明出焉，灵机发焉。浮山道人云：人之智愚，系脑之清浊判之。《内经》云：肾生髓。又云：诸髓皆属于脑。又云：肾出伎巧。西医亦云：人之才智，均出于脑髓，髓者肾精所生。精足则髓足，髓足则上实于脑。九墟道人云：脑为髓之海，太阳经入络于脑，故五谷之精津和合而为膏，内渗入于骨孔，补益于脑髓。凡人脊骨中之髓，上至于脑，下至于尾闾，故人之而有知觉者，虽曰神主之也，而能记忆不忘者，实则皆脑所使也。盖神之初生于肾中之精气，而后上归于心，合为离卦，中仍含坎水之象，以阴精内含，阳精外护，心脏所以光明朗润，而能烛照万物。摄影于脑府者也，故心神旺，脑府足，则作事灵敏，善记不忘。心脑虚衰，则灵机顿失，遇事迟钝，经过即忘。若心神散越，脑髓干涸，则神呆似痴，错言妄语，或独语如见鬼状，如上所述之象见矣。究其病机，皆由积劳思虑所伤，以致心肾两虚。《养生要言》云：多思则神散，多念则神劳。《彻剩八编》云：神贵藏。若真脏过虚，则其神反外露也。能谈经过往事者，其即平时所感受之事，记忆于脑府，虚则元神外露，记印之事，亦随之而散越也。其饮食仍健者，系肾精不足，肝风内动，胆火亦激而上炎，散入胃府，反能食善消，不辨五味者，其胃神经亦变麻痹也。口唇常红者，亦属下焦浮游之火上升也。大小便如常者，大小肠膀胱无热也。步履难得，缘下焦肾命之元气，升胜上焦而作祟，以致下虚上实，两足反成痿软，步履艰难矣。服痴癫药水，及半夏等化痰药无效者，因是症非痰火所蒸，痰瘀所迷之癫狂痴痫者可比，乃阳不交于阴，属下虚不纳之病。议以育阴潜阳治下，镇心宁神治上，俾龙火潜藏，元气归宅，诸症渐平。必须僻除物念，或可颐养暮年，拟方于后。并乞　指正。

（治下）育阴潜阳法　宜用丸方　照服数料。

炒熟地四两　白归身三两　巴戟肉三两　炙虎骨二两　怀牛膝三两　枸杞子二两　淡苁蓉三两　浙茯神三两　怀山药三两　沙苑子三两　菟丝饼三两　明天麻两五钱　灵磁石三两研细　破天冬二两　鳖甲胶三两另化　生川柏一两　龟板胶二两另化　驴皮胶三两另化

上药共十五味，研细末，用黄鱼鳔胶（二两）燉烊，并将鳖、龟、驴三胶烊化，加炼蜜捣前药为丸，如桐子大，每服三钱，每日早晚空心淡盐汤送下。

（治上）镇心宁神法　宜用汤剂　照服十廿剂。

青龙齿四钱　辰砂拌茯神二钱　炒枣仁三钱　制远志一钱　炒白芍二钱　炒黄菊二钱　太子参一钱　炙甘草一钱　明天麻二钱　黄草石斛三钱　西琥珀末五分冲入　炒生地四

钱　金箔镇心丹四粒另嚼碎吞服

用阴阳水（河井各半）三碗，煎取一小碗，二煎以水二碗，煎取大半碗，半饱时热服。

附金箔镇心丹方　绍兴和济药局制就有购，每丸洋三分。

九制胆星一钱　朱砂三钱　西琥珀三钱　天竺黄三钱　西牛黄五分　麝香一分　小川连一钱

上为末，炼蜜为丸，每丸如芡实大，金箔为衣。

44. 问五十九

方晓恬

素因先天不足，后又因乳食不充，以致体质消瘦，精神短小，面白，饮食少思，每餐饭不过一碗半之谱。偶遇合口之肴，亦可多食半碗，于是腰部逐渐发痛，且每腰痛，遂牵动肝气，横于肝脐之上，胸部之下，然大便一日一次，适遇腰痛之时，粪即黑色，小便有时亦带微黄，且疼痛时，即不能坐，而大解亦不能多时，否则立起，眼即昏黑，不能自主，须靠壁数分钟，方可开步。晚间睡时，有时甚好，有时醒一二次，每晚上床，须一句多钟始能睡着。初服汤药多剂，均系温补肝肾之品（如熟地、萸肉、杞子、杜仲、远志、金铃子、益智仁、白术、白芍、香附、木香、陈皮、甘草、首乌、茯苓、五味子、厚朴、当归等味），服之不过暂解一时之危，总难就痊。现在觅得丸药一方，曾经服过数料，略见功效，比较从前，病势稍为减轻，难以复原，心甚不安。丸方（如熟地、怀山药、炒白芍、炒于术、浙茯苓、全当归、炒杜仲、破故纸、核桃仁等）录呈。敬请　大医家明以教之。此症究应何法治之，能使功效神速。

答五十九

据述各状，显系胃阴衰微，肝血肾液皆亏，水不涵木，以致肝阳冲横于脐腹之上，腰部绵痛，便日一次。若遇腰疼之后，粪即黑色，解后即发头晕，眼亦昏黑，不能自主，须靠壁数分钟，始有知觉，此由营阴不足，血舍窍虚，稍过劳，则肝阳挟内风上冒，乘于头目则昏晕，旁窜腰腹则疼痛，治宜滋阴熄风，以温柔药填补下焦肝肾为常服之品。服食物，宜陈腿、淡菜、螟蛹、白鲞、刺参、鲍鱼等。

炒生地四钱　枸杞子二钱　盐水炒黄菊三钱　白归身二钱　黑芝麻三钱　淡苁蓉二钱　煅磁石三钱　炒萸肉钱半　制首乌三钱　怀牛膝三钱　炒白芍三钱　清炙芪钱半　石菖蒲一钱

服念帖，以后可将此方十帖，研末合丸，每日服二次，每次服三钱，早晚服之。

45. 问六十

杨嘉禄

（上略）伊侄三四岁时，口齿说话甚清爽，迨大病后，不知服错何药，现今六七岁，仍不能说话，似哑非哑，似聋非聋，其中究系何故。敬乞　大医家，赐以治疗良法。

答六十

据述令侄三四岁时，口齿说话甚清爽，迨小孩大病之后，至今六七岁不能说话，似哑非哑，似聋非聋，是否前病时药误所致，抑有别故，请赐良方云云。按此症其前病或因痰热之症，必有顽痰毒涎，凝结于会厌软骨，及通声门喉头之路，则声带弛张，不能呈发声之作用，故现似哑似聋之状。若以汤剂丹丸治之，下咽即入胃肠，而于喉头会厌之病所，必然毫无效果，余意当用噙含缓咽之药，俾药汁常留病所，以冀引吐其顽痰毒涎，或由上从口吐出，或由下从便排泄，更为稳妥。拟方如左。敬陈　答政。

初治丸方

飞月石二钱　元明粉六分　制胆星六分　诃肉子六分　五倍子六分炒焦　细牙皂五分去弦　上梅冰一分

上药共研极细末，用乌梅肉二钱，煮烂捣如泥，加炼蜜同前药捣炼为丸，如桂圆核大。每用一丸，噙含口内，缓缓咽下，俟丸化尽，间服膏方。每日午早晚饭后，用开水调服各一次，服数日后，或有痰涎及瘀血吐下更妙。

间服膏方

人乳　白蜜　梨汁　香椿嫩芽汁各四两

共入铜锅内，用文火略炖成膏，照前法调服之，每次服四钱。

46. 问六十一

吴荣

（上略）小儿方周岁时，忽患聤耳之疾，脓血时常流露，每棉花拭干，蘸茶露洗涤后，即搽经红棉散、红灵丹、月白珍珠散等药，旋瘥旋发，总不能除根。后遂至医院，经西医用药水洗涤（如硼酸水），用橡皮汽管射洗数次，于是得痊一月之久。讵过八九月，因发时眼，泪流于耳内，仍然复发，仍用前项搽药，迄今有半年之久，尚未痊愈。特此函恳，惠以良方，俾早日除根无任感祷之至。

答六十一

据述　令郎聤耳流脓，旋愈旋发，不能除根。盖肾开窍于耳，胆络脉亦附于耳，故本虚失聪，治在于肾，邪干窍闭，聤耳流脓，治在于胆，此定例也。大抵尊恙但治耳脓，不清胆热，以致缠绵不已。今拟治本之法如下，吹搽之法于后，全青蒿一钱　夏枯草三钱　薄荷脑钱半　苦丁茶钱半　羚羊角八分　连翘二钱　焦栀皮钱半　鲜菖蒲六分　粉丹皮钱半　淡竹叶钱半　鲜菊叶十片　清煎服。

外治吹药法　先用淡硼酸水（或飞月石泡水亦可），以新软棉花，蘸水洗净脓水拭干。再用新棉蘸药粉塞耳中，每日早午晚各换一次，数日即瘥。

胭脂粉一钱　枯矾一钱　化龙骨一钱　海蛸粉钱半　蛇蜕六分　滴乳香一钱去油　明没药一钱去油　上腰黄七分　梅

冰片分半　麝香五厘

共研极细末，磁瓶收贮听用。

（以上四篇问答出《绍兴医药学报汇刊》　1919）

47. 曹炳章自传

曹炳章，字赤电，世居浙江鄞县潘港乡，家世业商。自幼性沉静，好读书，自前清光绪十八年，随先严旅绍。娴药研医，焚膏继晷，手不息卷。至光绪二十四年，从先师方晓安夫子游，遂肆力专攻《内》、《难》、《伤寒》、《金匮》，及各大家书，先后十余年。光绪三十二年，何廉臣先生等，创组绍兴医药学会，炳入会同任职员。三十四年，本医会创办医药学报，炳兼任编辑，至宣统三年止，出至四十期停止，其时会员皆热心研究，由会长何廉臣先生出题考试，间月一次，试卷先由何会长阅评，再请府学授翁焘老师评定名次，刊有绍兴医学会课艺二册，每月朔望，汇讲病理，亦由会长提出一病，就各会员发表实验意见，再经互相讨论，合理者记录，名曰《越医汇讲》。刊布医报，如《肺痨病汇讲》，即其一也。炳章均在其列，宣统元年三年，受聘同义局施诊三年，日诊百余人，治愈疑难危证，集编医案四卷，其时已有著作十种（书名详后书目），搜集医药藏书千余种。民国元年三月，寓庐火灾，炳适在甬，著述藏书，尽付一炬，惟鸦片戒除法已出版，得幸好，十余年心血，尽化灰烬，呜呼痛矣！当时政府，有意大变创议，废弃中医，不用中药，上海热心医药同志，联合各省市县医药同志，组织神州医药总会，总会设上海，各省市县设分支会，炳虽灾后余生，痛定思痛，公事仍不落人后，由医界发起，联合药业，组织绍兴神州医药支会，炳被推为评议员，由总会联合省分支会，推派代表进京请愿，始将是案撤销。自后医药，应依法整顿改良。民国二年，炳顺应潮流，集组和济药局，首先提创依法改良，创办药学卫生报，考正传讹药品，改定不良炮制，订正丸散方书，发明新药效用，一一刊诸药报。作非卖品分送，以身作则，希冀实行改正，为中药效能立标准，病家谋幸福。讵知触当时同业之嫉忌，群起百般破坏，不克藏事，因此药学报出至十期停止。然发明膏丸，确著实效，至今社会信仰如故。民国五年，裘吉生君续办绍兴医药学报，炳仍任编辑。民国八年，绍兴时疫盛行，官立防疫医院，炳亦参加救治。民国九年绍兴县同善局，附设施医局，炳担任施诊义务，至十七年始辞退。民国十七年秋，有某西医等又有提议禁锢中医药之案，由上海中医协会发起，吾绍由神州医药支会加入，组织全会医药团体总联合会，于十八年三月十七日成立，吾绍推炳赴申，为出席代表，总会成立后，回绍召开医药大会，报告出席大会经过，并联合药业劳资合组绍兴县医药支会，公推炳为主席，后由总会联合全国省市县分支会推派总代表赴首都呼吁中央党政各机关请愿，仿国术馆例，筹设国医馆。并试提倡改进，蒙蒋主席手谕照准，于民国二十年三月十八日，国医馆正式成立。绍兴县支会，又推炳赴首都，为出席代表，提案建议，多蒙各职委采纳，开会席上，公推炳为名誉理事，嗣奉中常会谕令，总会医药职工合组与人民团体组织法不合，国医馆已成立，总会与分支会，应依法取消，医与药宜各组公会云。炳回绍后，即召开特别大会，报告出席经过，及后应遵中常会令，医与药各组公会，支会宣告结束。药业同业公会，由炳共同组织，先即成立，推炳为执行委员，中医公会亦由炳筹备改组，并于九月三十日正式成立，推炳为主席。民国二十二年，浙江省国医分馆成立，委炳为董事，绍兴中医公会主席，连任至二十五年三月十七日，大会告辞推出。以后专心著述，此炳为公服务之经历也。

晚年著作经历。民国二十三年三月受大东书局之聘，主编《中国医学大成》，本前国医馆炳之提议，先整理国医药书籍之案，就炳所藏万种医药书，选定初学及高等参考应用各书三百六十五种，分十三类，二千零九十九卷，提要十三卷，装订一千零一厚本，各科具备，各选提要于首。炳历年评批及自著书，约三十种，补阙正讹，密校圈点，二十五年九月全稿告成，由大东陆续出版。本年十日起，整理藏书书目，计十一卷，四厚本，名曰《曹氏医藏类目》，二十六年六月完成，七月起，预备晚年结束。先将历四十余年，所阅览经史说部，名人游记笔记，各省府县志及日报杂志，经所见者，有关医药实验精论，及新理发明，可补医药书之不足者，皆随见随录，积存二百五十余本。凡医学，分内科、外科、奇病，药物分动、植、矿、草药，各分册纪录，乃炳心血之结晶，考据之渊薮。其医学，奇病占四十余册，为最多数，皆属罕见奇形怪状异病，及妇人经胎未见未闻，稀奇古怪之异状，先整理分章别节，详细鉴别，再考大部医籍，古今各家医案，现代各地医报，其所有奇病，汇集采入。至三十一年终，成书百卷，订六十本，待誊抄者三十余本，名曰

《奇病通考》。为前所罕有之创著，再经修改补订，即可刊行。编辑之时，适值战事危险期际，绍兴地处前线，飞机轰炸声无日无之，自念风烛残年，时间不能久待，只有具大无畏精神，在机声下工作，得成此巨著，亦可谓托天之幸矣。沦陷时，绍兴伪中医公会成立，炳拒不加入附和，以全晚年气节。自三十二年起，整理药物部，先就记录最多之品，特编专书，如鹿茸考，犀角考，羚羊角考，燕窝考，白木耳考，肉桂考，沉香考，冬虫夏草考，广人参考（内分辽东参、高丽参、上党参、东洋参、西洋参），真珠谱，鼠谱，广竹谱，以上各书已成，待修改校抄。《饮食须知》四卷，《痔漏证治》全书八卷，分痔漏为二编。肠风脏毒，别为一编，各分原因、种类、证治、疗法。又分汤剂、丸散、敷贴、熏洗、单方、针灸、导引等项，各名家治痔漏医案，合为一册，总计六厚册。其他治痔专书，如《五痔仙方》、《痔漏秘方》、《家传痔漏的本》，各撰提要，名曰《痔漏三书》，待刊。又编《积聚证治全书》六卷，内分五积六聚、痃、癖、癥、瘕、肠覃、石瘕、食癥、酒癥，各奇瘕怪癥，应有尽有。疗法分汤剂、丸散熨拓、针灸、单方、导引等项，以上各书，皆三十五年前完成。自三十六年起，先拟修正已成各书，候纸价平落，即可付印。再拟编《伪药条辨续集》，约有四本，订正丸散方书，整理历年治验危险大症医案，此三项工作，亦为当今急不容缓，蓄意在三年内完成是书。若精神能支持，志在必成。炳自有生以来，秉性刚直，自问一无嗜好，居身俭仆，节衣缩食，积蓄余资，不事置产，尽供购书，书富家贫，聚精会神，以毕生精力，尽消耗于医药著述，久视细字，用脑过度，致成耳聋目昏。吾绍有学验均富之先辈同志，相继凋谢，知音乏人，反遭现代江湖派妒忌，暗中设计，笼罩禁锢，致我业务不能发展，皆此由也。再施隐毒设计愚弄，是炳一人身受的苦恼。著作传世，乃千百年后功业，岂少数小人作祟，能动摇我立志宗旨！更当再接再厉，愈益增进志趣，医虽小道，尤关人命，苟有利于人群，虽牺牲一已之精神，何足惜哉。炳年已七十，能有生一日，必尽一日之天职，如诸葛武侯所云：鞠躬尽瘁，死而后已，炳亦本斯旨，知我罪我，听凭后人。

附录

炳章自著批校各书，分民元遭灾未刊书目，已刊书目，编成待刊书目，为三类，分录于后。

民元遭灾未刊书目

《夏秋免病法》　二卷　二本　《内科外治法》　二卷　二本

《中药试验谈》　三卷　二本　《生殖奇谈》　二卷　二本

《解围元薮补释》四卷　四本　《辨舌大成》　四卷　三本

《鼠疫集成》　三卷　二本　《奇病治法》　二卷　二本

《霍乱急救法》　一卷　一本　《同义治验医案》　四卷　二本

以上十种于民元三月二十七日夜寓庐遭灾付之一炬录之以作纪念。

已刊行书目

《鸦片戒除法》　二卷　曹炳章撰因民元火灾前已出版得保存　宣统三年初版二本民国二十年中医书局洋装　一本

《陆氏三世医验》 五卷 陆氏三世合著 曹炳章批校圈点 民国四年 上海会文堂出版 四本

《订增医医病书补注》二卷 吴鞠通原著 曹炳章补注 民国四年 绍兴育新书局石印 二本

《喉痧证治要略》一卷 曹炳章著 民国四年 绍兴和济药局铅印本 一本

《痰症膏丸说明书》一卷 曹炳章著 民国四年 绍兴和济药局铅石印 一本

《规定药品之商榷》二卷 曹炳章著 上卷出版民国五年 绍兴医药报社出版 一本

《医界新智囊》 一卷 曹炳章撰 民国六年 同上 一本

《瘟痧证治要略》一卷 曹炳章撰 民国六年 同上 一本

《秋瘟证治要略》一卷 曹炳章撰 民国七年 同上 一本

《潜斋医学丛书》十四种 王士雄著 曹炳章选辑圈点 民国七年绍兴育新书局石印 十六本

《图彩辨舌指南》 六卷 曹炳章撰 民国九年 同上 六本

《临证医案笔记》 六卷 吴渭泉编撰 曹炳章圈校 民国十年绍兴育新书局石印 六本

《慎斋遗书》 十卷 周慎斋著 曹炳章批校 民国十一年 同上 四本

《医学广笔记》 四卷 缪仲醇著 曹炳章批校 民国十一年 同上 四本

《增订伪药条辨》 二卷 郑肖岩著 曹炳章集注 民国十四年 绍兴医药报社出版 二本

《中国医学大成》三百六十五种 二千零九十九卷 附录不计 提要十三种 内评批自著书三十种 书底校圈完成交齐上海大东书局陆续出版 一千零一本

编成未刊书目

《曹氏医藏类目》 十一卷 曹炳章撰述 民国二十五年辑成 王竹斋 王吉民先生序 四本

《奇病通考》 二百卷 曹炳章撰述 民国二十六年至三十一年成书 六十本

《家庭饮食须知》 四卷 曹炳章撰

《增订足本评注温热经纬》五卷 王士雄著 曹炳章眉评圈点 叶子雨评 汪日桢注 民国二十九年写成 四本

《真珠谱》 四卷 曹炳章撰集珠品一百四十种 民国三十三年辑成 二本

《鼠谱》 四卷 曹炳章撰集鼠族二百二十种 民国三十三年辑成 二本

《广竹谱》 八卷 曹炳章撰集竹品四百九十六种 民国三十三年 四本

《全体骨骼考正》 一卷 曹炳撰 民国三十三年成书 一本

《要药丛考》十种 十二卷 曹炳章撰 民国三十四年辑成 八本

《鹿茸考》 一卷 《犀角考》 二卷

《羚羊角考》 一卷 《麝香考》 一卷

《燕窝考》一卷 《哈士蟆考》 一卷

《冬虫夏草考》一卷　《白木耳考》　一卷

《沉香考》　二卷　《肉桂考》一卷

《广人参考》　八卷　曹炳章撰　附一卷民国三十五年辑成　四本

《辽东人参》　四卷《高丽人参》　一卷

《上党人参》　一卷　《日本人参》　一卷

《美国人参》一卷　附《各土人参》一卷

《痔漏证治全书》　八卷　曹炳章撰　民国三十五年辑成　六本

《痔漏三书》　三卷　曹炳章撰　民国三十年辑成一本

《积聚证治全书》　六卷　曹炳章撰　民国三十五年辑成　四本

以上各书，虽已完成，或须膳写圈点，或在绘图校勘，或有新资料加入，须缜密细审，考证详实，庶不致讹误，俟刊印书局订定，当陆续付印尔。（三十六年四月八日于绍兴）

（见《华西医学报》 1947）

论文选编索引

一、研究性论文

1　中华药学源流考（1917 年；绍兴医药学报；69 期）

2、3、4、5　中华本草历代变迁史（35 年；国医公报；2 卷 7 期）

6　中药改良之管见（13、1；南京医学报；9 期）

7　中国历代伤寒书沿革略史（36 年；国医文献；上海国医公会会刊）

8　历代伤寒书目考（同上）

9、10　辨舌新编（1908　绍兴医药学报　1 卷 6、7 期）

二、临床性论文

11　霍乱寒热辨证（24、10；三三医书；2 卷 13 期）

12　瘟痧证治要略（1917、10　医药丛书二十六 ）

13　喉痧与白喉之预防法（33、2；大众医药月刊；1 卷 3 期）

14　伏暑下痢危证治验案（26、1；三三医书；3 卷 17 期）

15　时疫应用丸散之寒热鉴别法（23、6；绍兴医药学报；1 卷 6 期；28、8；卫生报；33 期，P256）

16　论时疫之预防法（23、6；绍兴医药学报　1 卷 6 期）

17　蛤士蟆之功用（34、2；大众医药月刊；1 卷 5 期）

18　燕窝（29、8；康健杂志；1 卷 8 期）

19　人参（29、9；同上；1 卷 9 期）

20　别直参之真伪（33、11；幸神杂志；2）

21　关于药物学上与植物学的研究人参（1925；三三医报；2 卷 20 期）

22　天竺黄（1919　绍兴医药学报汇刊）

23　伽南香（同上）

24　水安息香（同上）

25　五大补品之研究（29、5；康健杂志；1卷5期）

26　白木耳（29、8；康健杂志；1卷8期）

27　白木耳（1919　绍兴医药学报汇刊）

28　䗪虫辨证（47、1　华西医药杂志　1卷7期）

29　时疫之看护法（26、9；三三医报；4卷5、6期；25、3；绍兴医药学报；2卷3期）

三、其他论文

30　序一（30年；如皋医学报）

31　本报继续出版周年纪念辞（绍兴医药学报）

32　中国医学丛书总序（1935　国医公报　2卷5期）

33　论儿科诊断学序言（25、3　绍兴医药学报　2卷3期）

34　慈溪魏氏验案类编初集序（36、7；光华医药杂志；3卷9期）

35　集古阁重刊潜斋医学丛书十四种序（绍兴医药学报；85卷）

36　重刊四科简效方序（同上；86期）

37　重刊霍乱论摘要序（1919；绍兴医药学报汇刊）

38　重刊慎斋遗书序（同上）

39　重刊临症医案笔记序（同上）

40　重订先醒斋医学广笔记序（同上）

41　规定药品之商榷（1916、4　医药丛书九）

42　消暑七液丹之效用服法说明（1916　绍兴医药学报）

43　与高思潜先生说（25、8　三三医报　3卷2期）

44　复高思潜君书（24、12　三三医报　2卷15期）

45　九问九答（1919　绍兴医药学报汇刊）

46　问五十八（1919　绍兴医药学报汇刊）

47　问五十九（同上）

48　问六十（1919　绍兴医药学报汇刊）

49　问六十一（1919　绍兴医药学报汇刊）

50　附：曹炳章自传（47、4；华西医学报；2卷1期）

出版后记

2007年在做《中医临床家代表作》系列丛书中的《中医火神派三书》、《灵素商兑与群经见智录》、《圆运动的古中医学》时，通过对中医图书现状的一些了解，我感觉近现代一些中医名家的作品在上世纪初及二三十年代确有承上启下的作用，就是时至今日也不乏传承经典启迪思路的作用，这部分选题包括一些近现代中医大师撰写的对中医古典理论在临床运用的再认识，诸如恽铁樵的《伤寒论研究与临证演讲录》、曹颖甫的《经方实验录》《伤寒发微》《金匮发微》、陆渊雷的《伤寒论今释》《金匮要略今释》等，甚或是《胡希恕伤寒论讲座》、《胡希恕金匮要略讲座》、《赵绍琴温病讲座》、《任应秋医学讲稿文集》等，书中融入这些临床家个人对典籍的理解和运用典籍的临证经验。它的价值在于理论指导实践，实践印证理论，对我们的读者有很大启迪作用，也是中医传承上的一项重点工作。之后，我们陆续编辑出版了一系列民国时期及当代的名医名家之作。

常言说“踏破铁鞋无觅处，得来全不费功夫”，一次在玉田开全国王清任学术研讨会的时候我遇到了中医科学院文献学专家伊广谦先生，当时谈起正在陆续编辑出版的民国时期的医家著述，谈到对那个时期医家医著对后人的影响具有承上启下巨大作用时，竟有一种英雄所见略同、知音相见恨晚的共鸣。巧得很，当时伊先生带着神秘和狡黠的神情说：我有一个选题可以推荐给你，在我迫不及待地追问下，伊先生便详细地介绍他们单位曾经做过的一个科研课题，该课题完成的是文献名录，但在整理过程中搜集到了近千万字的上世纪众多医家撰写的在报刊上发表的文章等资料。事后引荐我们拜访了有关课题的负责人王咪咪副研究员，当即确定以1900～1949年的中医及相关期刊上的医学论文为依据［个别医家因其论文的连载及学术的延续性，可到建国初期(1955年）以前]，由王咪咪副研究员担任主编，编纂一套《二十世纪初中医名家医学文集丛编》，随后商讨了选题计划、编写方式及体例。

从2008～2011年，经过3年多的时间，我们陆续完成《二十世纪初中医名家医学文集丛编》第一集300余万字的编辑工作。二十世纪初，虽然经过新文化运动倡导白话文的洗礼，但民国间期刊论文90%以上以竖排本、繁体字、无标点(有的有句读）形式出现，同时文白夹杂，引经用典无时不在，自造词语、错白字现象比比皆是，给编校工作带来了巨大的困难。这其中仅编辑体例的确定，就经过无数次商讨、修改，征求同行及有关专家的意见，最后定稿如文集前编辑体例。历经三年、几经编辑校勘，终于完成编校并付梓出版。

《医学文集丛编》把二十世纪百位中医名家在此期间发表的优秀论文汇集成册，且在书前编撰完整、真实、客观的生平介绍，重现这些历史名家的风采，充分展现这些医家全面的医学成就，从另一个侧面客观地反映了这百年间的中医发展史。

这些资料历经七、八十年甚至近百年时间，保存至今都已相当宝贵。《医学文集丛编》的出版，可以说填补了一项空白，一段历史文献的空白，正像中国中医科学院李经纬研究员所说，《二十世纪初中医名家医学文集丛编》的出版“是系统研究中国医学史、中医文献发展及医家个人学术经验不可缺少的宝贵资料。”

对于一个以弘扬中华文化为中心；以学术的传承和普及教育为基本方向；以中国传统医药学、地学、生物学为主的科技图书为重点，走内涵式增强实力的稳步发展道路，建设有一定出版特色、有读者认可的品牌产品的小而强的专业性出版社的学苑人来说，能为中医药事业的传承做些许贡献是我们的荣幸，因此在这里我们要特别感谢文集的编纂者王咪咪老师，没有她的呕心沥血的努力工作，就没有文集的诞生；感谢伊广谦老师，没有他文集就不会在学苑出版，同时还要感谢伊老师无私地为本文集提供部分图片资料；感谢编审高振英老师，以编辑出版专业角度为本文集做了大量的审校工作、并提出了宝贵的意见和建议；特别还要感谢的是为本文集撰稿的各位专家学者，是他们给予的诸多支持，使本文集锦上添花，是他们那专业而有文采的文章，在近百年前诸多的医家与今天的读者之间架起了一座跨越时空的桥梁。

本论文集所收论文有的已距今百年，大部分也七八十年了，故字词句用法、语言断句有的与今日之文章有很大差异。编校疏漏在所难免，敬请广大读者批评指正，以便我们在重印时及相继陆续出版的文集中不断地修订与完善。

学苑出版社医药编辑室

陈　辉

2011 年 5 月 18 日于黄村

编著者简介

王咪咪，副研究员。曾任中国中医科学院中国医史文献研究所文献室主任。兼任中华中医药学会文献学会委员、中国药学会药史分会委员、北京中医药学会基础理论分会秘书。硕士生导师。研究方向：中医文献研究。

参与国家新闻出版署课题《中华大典·药学分典》的编纂工作，任副主编；参与国家科技部在研课题《海外回归中医善本古籍的电子版保存》；主持国家中医药管理局2004年中标课题：1949年前中医期刊及相关文献的收集研究与数据库的建立等项目。

主编、副主编或编委编著的学术著作有：《全国中医图书联合目录》、《敦煌古医籍考释》、《本草纲目索引》、《唐容川医学全书》等三十余部。发表的论文四十余篇。